CONCOURS PUÉRICULTRICE 2022

Marie-Jeanne Lorson
Cadre de santé

SETES

Setes éditions
42, rue de la Rainette
93460 Gournay-sur-Marne
www.editions-setes.com

PRÉAMBULE

Quelle que soit la raison pour laquelle vous vous inscriviez au concours d'entrée à l'école de puériculture, vous avez été bousculés dans votre vie personnelle et dans vos projets professionnels par les mesures soudaines et déstabilisantes provoquées par la pandémie au covid 19.
Que vous exerciez, et exercez peut être encore, dans des structures publiques et privées, brutalement vous avez été surpris dans un climat gonflé d'incertitude, voire de peur.
Il est devenu difficile d'exercer, en assurant des soins infirmiers incluant les différentes dimensions, et plus particulièrement la dimension relationnelle dans ces soins.
Confrontés à des problèmes que vous rencontriez déjà, vous avez vécu la mise en évidence amplifiée de ceux-ci : par exemple le manque de personnel, l' organisation défectueuse de l'institution...
Mais aussi vous avez eu à gérer l'inquiétude, voir l'angoisse, des patients, des résidents confines, privés du réconfort de leurs « visites », et aussi le mal être de certains de vos collègues.
Les situations de fin de vie que vous avez pu rencontrer sont devenues hyper stressantes, inhumaines.
Si vous exerciez, et exercez toujours, dans des maternités, des lieux d'accueil d'enfants de différents âges vous avez dû soutenir les femmes qui mettaient au monde des bébés privés de la présence du père, d'autres proches, les petits qui ont vu s'approcher d'eux les professionnelles masqués, les enfants privés d'école, de leurs copains, de leurs points de repères.

Les concours d'entrée dans les écoles et instituts furent supprimés pour les rentrées 2021-2022.
L'apprentissage et l'acquisition des savoirs furent boulversés, et les étudiants sont allés « dépanner » là où le personnel manquait, sans pouvoir être accompagnés dans leur formation. Bien sûr ils ont appris des gestes sur le terrain, mais qu'est devenu l'apprentissage des démarches cliniques et comment les étudiants qui deviendront des professionnels pourront exerce leur fonction de tuteur en stage ?

Nous ignorons comment va évoluer la situation générale, et même si nous tentons de nous adapter, l'incertitude pourvoyeuse de peur est toujours présente.

Pourtant , il nous faut lutter contre un possible découragement, et un facteur de motivation réside dans la continuité, la reprise d'études. Et préparer le concours d'entrée dans une école de puériculture, pour préparer ensuite le diplôme d'état de puéricultrice avec l'optique de pouvoir agir enrichis de nouvelles connaissances, de nouvelles compétences peut se révéler une exellente idée.

ISBN 978-2-85100-020-0

AVERTISSEMENT

Vous vous préparez au concours d'entrée en école de puériculture, ce qui vous demande la mobilisation de beaucoup d'énergie, car ce concours est loin d'être « facile » ; en effet la réglementation actuelle accorde une très large place aux connaissances ; quelles connaissances ? Comme puéricultrice est une spécialisation infirmière les contenus des enseignements dispensés en École d'infirmière ou en Institut de formation en soins infirmiers constituent donc des **prérequis** dont vous devez pouvoir faire preuve au moment des épreuves prévues dans la sélection.

Et ce qui complique les choses c'est que vous vous êtes formés soit avec le programme d'enseignement figurant dans l'Arrêté du 23 mars 1992 relatif aux conditions d'admission dans les centres de formation en soins infirmiers préparant au diplôme d'État d'infirmier, ou avec le programme d'enseignement figurant dans l'Arrêté du 28 mai 2009 relatif au diplôme d'État d'infirmier.

Cependant les professionnels préparant les épreuves savent faire preuve de bon sens dans la préparation des questions cernant les connaissances fort utiles pour appréhender l'enseignement proposé en école de puériculture.

Vous allez trouver dans cet ouvrage de quoi « réviser » ; notez qu'à partir des questions qui vous mettront dans l'embarras, vous trouverez des pistes sur les points auxquels vous n'avez pas systématiquement pensé.

Mais vous préparer, c'est aussi réfléchir à pourquoi vous vous dirigez vers cette spécialisation ?

Longtemps directrice d'une école de puériculture, j'ai donc souvent été jury du concours d'entrée, et j'ai toujours constaté que, très globalement, les candidates[1] étaient en difficulté pour argumenter leur orientation ; ce qui revenait le plus souvent c'etait « je travaille dans telle structure accueillant des enfants, et j'ai besoin du diplôme de puériculture pour ne pas devoir « changer » de service - « Je souhaite compléter mes connaissances relatives aux nouvelles techniques, thérapeutiques » - « Je souhaite quitter l'hôpital pour aller travailler en PMI ou en crèche. » - « Le contact avec les adultes me pèse et je souhaite rejoindre uniquement des enfants[2] ».

Alors, au début de cet ouvrage, je souhaiterais vous inviter à réfléchir à ce qui suit :

- vous avez envie de devenir puéricultrice, alors essayez de creuser vos motivations ;
- et fort probablement qu'au cours de l'épreuve d'admission, vous serez à un moment ou à un autre interpellés par le jury sur votre projet professionnel.

Vous ne pouvez ignorer, compte tenu de la situation actuelle, que vous allez accueillir de plus en plus de personnes migrantes dans les différentes structures de soins, lieux d'exercice des professionnels de santé ; les référentiels de formation ne prévoient pas encore d'enseignements en lien avec les problèmes et les problématiques soulevés par ces populations particulièrement vulnérables.

1 Lire dans tout l'ouvrage le féminin et le masculin
2 À signaler que ce souhait constituait pratiquement un critère d'exclusion de la candidate

INTRODUCTION

Les textes officiels relatifs à une nouvelle réingénierie de la formation des étudiantes puéricultrices ne sont pas encore parus au journal officiel ; **ce qui signifie que les références du concours d'entrée dans une école de puériculture restent les suivantes** :

- Arrêté du 13 juillet 1983 relatif au diplôme d'État de puéricultrice.
- Décret du 12 décembre 1990 : modifiant le décret du 13 août 1947 modifié instituant un diplôme d'État de puériculture.
- Arrêté du 12 décembre 1990 : relatif à la scolarité au diplôme d'État de puéricultrice et au fonctionnement des écoles.
- Arrêté du 21 janvier 1993 : modifiant l'arrêté du 12 décembre 1990 relatif à la scolarité, au diplôme d'État de puéricultrice et au fonctionnement des écoles.
- Arrêté du 16 juin 1995 : modifiant l'arrêté du 12 décembre 1990 modifié relatif à la scolarité, au diplôme d'état de puéricultrice et au fonctionnement des écoles.
- Arrêté du 21 octobre 1996 modifiant l'arrêté du 12 décembre 1990 modifié relatif à la scolarité, au diplôme d'État de puéricultrice et au fonctionnement des écoles.
- Arrêté du 23 juillet 2003 : modifiant l'arrêté du 22 février 1972 relatif aux conditions de fonctionnement des écoles préparant au diplôme d'État de puéricultrice.

Ainsi que le programme officiel de révision.

- Consulter annexe 2.
- Conseil de l'auteur : entraînez-vous à lire les textes officiels dans le code de la santé publique.

Bien que ce programme soit inclus dans l'annexe officielle, les équipes préparant les épreuves du concours d'admission, ajustent, actualisent, les différents contenus, les épreuves devant être validées par **la commission de contrôle** figurant toujours dans la réglementation du fonctionnement des écoles de puériculture.

SOMMAIRE

PARTIE 1 • PRÉSENTATIONS : MÉTIER, FORMATION ET CONCOURS D'ENTRÉE

PARTIE 2 • ÉPREUVE D'ADMISSIBILITÉ

PARTIE 3 • ÉPREUVE D'ADMISSION

ANNEXES

Partie 1

Présentations : métier, formation et concours d'entrée

Métier et formation

Concours d'entrée

MÉTIER ET FORMATION

1. PUÉRICULTRICE : QUI ELLE N'EST PAS ?

La puéricultrice n'assure pas uniquement des soins aux nourrissons. Dans le public la puéricultrice est souvent confondue avec l'auxiliaire de puériculture. Les deux métiers sont complémentaires, tout comme l'aide- soignante est complémentaire de l'infirmière.

Si puéricultrice et auxiliaire de puériculture assurent un certain nombre des soins semblables, la **responsabilité professionnelle** de l'une et l'autre est différente. Cette responsabilité s'appuie sur les compétences de l'une et l'autre[1].

S'il existe des référentiels d'activités-de compétences-de formation - officiels pour les auxiliaires de puériculture, ces référentiels pour les puéricultrices ont fait l'objet d'élaboration très poussée, mais ne sont toujours pas officialisés[2].

La puéricultrice n'est pas le supérieur hiérarchique des auxiliaires de puériculture dans le secteur hospitalier.

Elle ne délègue pas aux auxiliaires de puériculture, elle travaille en **participation** avec elles.

Elle n'est pas cadre de santé.

2. PUÉRICULTRICE : QUI ELLE EST ?

Actuellement la puéricultrice est une **infirmière spécialisée** dans les **soins infirmiers dispensés** aux nouveaux nés à terme ou prématurément, des nourrissons, des enfants, des adolescents. C'est une professionnelle dont la formation et l'exercice professionnel sont régis par des textes officiels.

Il est donc indispensable d'être au clair avec ce que sont les soins infirmiers : « Ensemble de connaissances, de compétences et de techniques relatives à la conception et à la mise en œuvre d'actes infirmiers. Ils ont pour but de répondre aux besoins de santé d'une personne et/ ou d'une collectivité et font l'objet de la discipline enseignée au personnel infirmier »[3]

1 Consulter dans les annexes : descriptif du métier d'auxiliaire de puériculture – référentiel d'activités - référentiel de compétences.

2 Vous pouvez consulter l'avancée et le contenu de tous ces travaux en vous adressant au CEEPAM (Comité d'Entente des Écoles Préparant aux Métiers de l'Enfance).

3 Dictionnaire des soins infirmiers par un ensemble d'infirmières et d'infirmiers sous la direction de René Magnon et Geneviève Dechanoz AMIEC 1995.

Les soins infirmiers s'inscrivent dans les sciences infirmières et incluent les techniques infirmières.

Il est également important d'être au clair avec le sens de **Nursing**.

« Le nursing est un mot tiré de l'anglais pour désigner l'ensemble des soins infirmiers dispensés à des malades, souvent dépendants, handicapés ou en fin de vie. Il peut s'agir de personnes paralysées, très fortement handicapées ou même de personnes dans le coma. Les soins d'hygiène, l'aide à la toilette, le fait de donner ou de préparer les médicaments font entre autres également partie du nursing ».

Les soins de **nursing** réalisés par une infirmière diplômée d'État (IDE) comportent quatre volets : l'hygiène, la surveillance et l'observation, la prévention et le suivi relationnel. Ils ne se limitent pas aux soins d'hygiène.

Le **rôle propre** est à très bien connaître :

- relèvent du rôle propre de l'infirmier ou de l'infirmière les soins liés aux fonctions d'entretien et de continuité de la vie et visant à compenser partiellement ou totalement un manque ou une diminution d'autonomie d'une personne ou d'un groupe de personnes. Dans ce cadre, l'infirmier ou l'infirmière a compétence pour prendre les initiatives et accomplir les soins qu'il/qu'elle juge nécessaires conformément aux dispositions des articles R. 4311-5 et R. 4311-6 *« Il identifie les besoins de la personne, pose un diagnostic infirmier, formule des objectifs de soins, met en œuvre les actions appropriées et les évalue. Il peut élaborer, avec la participation des membres de l'équipe soignante, des protocoles de soins infirmiers relevant de son initiative. Il est chargé de la conception, de l'utilisation et de la gestion du dossier de soins infirmiers. ».*

À noter que des études sont en cours pour déterminer si les puéricultrices entreront dans la catégorie « Pratique avancée » suite à la loi de santé au JO du 27 janvier 2016.

3. LA FORMATION

Consultez l'arrêté du 12 décembre 1990 relatif à la scolarité, au diplôme d'État de puéricultrice et au fonctionnement des écoles.

Quelques points relevés dans cet arrêté.

Ce métier d'infirmière puéricultrice (IPDE) - quelques hommes l'exercent aussi, ils se nomment donc les infirmiers puériculteurs - est une spécialisation accessible aux infirmières DE et aux sages-femmes. Un exercice professionnel en tant qu'infirmier n'est pas requis afin de se présenter au concours.

Le programme des études relatif au diplôme d'État de puéricultrice est celui défini à l'annexe de l'arrêté du 13 juillet 1983.
Les études sont à temps plein. Elles comportent, réparties sur douze mois de scolarité, des

enseignements théoriques, pratiques et cliniques d'une durée de 1 500 heures dont :

- 650 heures d'enseignement théorique et pratique ;
- 710 heures d'enseignement clinique ;
- 140 heures de travaux dirigés et d'évaluation.

La formation conduisant au diplôme d'État de puéricultrice peut être dispensée de façon discontinue sur une période ne pouvant excéder trente-six mois par décision du directeur de l'école prise sur proposition du directeur de l'école de puéricultrices concernée après avis du conseil technique. Cette proposition précise les conditions d'organisation de la formation ainsi que la proportion maximale d'élèves autorisées à préparer le diplôme d'État de puéricultrice selon cette modalité.

Pendant la scolarité préparatoire au diplôme d'État de puéricultrice est instituée une **évaluation des connaissances et des capacités professionnelles**.

Le contrôle permanent de cette évaluation est confié à une commission de contrôle dont le rôle et la composition sont fixés au titre V du présent arrêté.

Sont évaluées les capacités suivantes :

- 1. Capacité à communiquer ;
- 2. Capacité à résoudre un problème ;
- 3. Capacité à travailler en groupe ;
- 4. Capacité à animer ;
- 5. Capacité pédagogique ;
- 6. Capacité à se situer professionnellement et à participer à la gestion et à l'organisation d'un service ;
- 7. Capacité à résoudre un problème de soin infirmier auprès d'un enfant ou d'un groupe d'enfants ;
- 8. Capacité à se former sur un terrain professionnel ;
- 9. Capacité à se situer dans le service ;
- 10. Capacité à perfectionner ses attitudes professionnelles.

La définition et les objectifs de chacune de ces capacités figurent à l'annexe 2 du présent arrêté.

> **À noter** : l'évaluation porte bien sur des capacités et non pas des compétences ; alors que des compétences ne sont pas évaluables, ce sont les éléments constituant les compétences qui le sont.

Connaissances et capacités sont évaluables.

« Le contrôle des connaissances s'effectue au moyen de trois épreuves écrites et anonymes portant sur l'ensemble du programme de formation défini par l'arrêté du 13 juillet 1983 susvisé.

Chacune de ces épreuves, d'une durée de trois heures, est notée sur 30 points par les enseignants des différentes disciplines concernées. Elles sont organisées tout au long de la scolarité selon des modalités fixées par le directeur de l'école après avis du conseil technique.

Les capacités 1 à 7 visées à l'article 19 ci-dessus sont évaluées par des épreuves de synthèse dans trois domaines :

- *la pratique professionnelle spécifique au moyen de la résolution d'un problème de soin sur le terrain, dans le secteur hospitalier ou extra hospitalier ;*
- *la pédagogie et l'éducation pour la santé au moyen d'une action d'information en matière d'éducation pour la santé ;*
- *l'identité professionnelle à partir de l'élaboration d'un projet professionnel.*

Chacune de ces épreuves est notée sur 30 points par deux professionnels dont au moins une puéricultrice.
L'épreuve concernant la résolution d'un problème de soin d'une durée de trois heures est organisée au cours du dernier trimestre de la formation. Le secteur attribué à l'élève est déterminé par tirage au sort par le directeur de l'école.
L'épreuve portant sur une action d'information en matière d'éducation pour la santé d'une durée d'une heure est organisée au cours du second semestre de la formation.
Le projet professionnel présenté par écrit est argumenté par oral au cours du dernier trimestre de la formation. L'épreuve dure une heure.
Les stages effectués pendant la scolarité évaluent les capacités 7, 8, 9 et 10 visées à l'article 19 ci-dessus. Chacune de ces capacités est notée sur 10 points par le responsable de la structure d'accueil sur proposition du professionnel qui encadre l'élève en stage conformément à la démarche d'évaluation fixée à l'annexe 1 du présent arrêté ».

À noter : ceci donne des indications aux futurs étudiantes en puériculture pour vérifier leurs acquis, par exemple :
- la résolution d'un problème de soin sur le terrain, dans le secteur hospitalier ou extra hospitalier utilisant une démarche appelée à présent une démarche clinique (travaillée en IFSI) ;
- une action d'information en matière d'éducation pour la santé nécessitant des connaissances en santé publique (travaillée en IFSI) ;
- l'élaboration d'un projet professionnel avec l'utilisation de la démarche de recherche (travaillée en IFSI).

4. L'EXERCICE PROFESSIONNEL

- Il existe un statut professionnel de puéricultrice dans la fonction publique hospitalière et dans la fonction publique territoriale.
- Pour le secteur libéral et privé, rien n'est vraiment officialisé.
- L'exercice de la profession (métier) est légiféré dans les articles L. 4311-1 à L. 4311-29.
- Du code de la santé publique.
- Secteurs d'exercice professionnel :
  - Près de la moitié des puéricultrices sont employées par les services hospitaliers ou les maternités ;
  - Dans les centres de PMI (protection maternelle et infantile) ;
  - Dans les crèches ou une halte-garderie ;
  - Dans des structures de formation (comme les écoles d'auxiliaires de puériculture - d'institut de formation en soins infirmiers - dans les écoles de puériculture...).

CONCOURS D'ENTRÉE

1. LA PRÉPARATION DU CONCOURS EN ÉCOLE DE PUÉRICULTURE

Les candidates souhaitant se présenter au concours d'entrée dans une école de puériculture sont dans les deux situations suivantes[1] :

- ou bien elles ont préparé leur diplôme d'état à partir du programme d'enseignement figurant dans l'arrêté du 23 mars 1992 relatif aux conditions d'admission dans les centres de formation en soins infirmiers préparant au diplôme d'État d'infirmier ;
- ou dans L'arrêté du 28 mai 2009 relatif au diplôme d'État d'infirmier.

Les deux préparations au diplôme infirmier étant radicalement différentes sur le fond et la forme.

Comment alors se préparer au concours ?

C'est tout à fait possible de le faire en s'appuyant sur les points suivants :

- puéricultrice est une **spécialisation infirmière**, c'est-à-dire que cette spécialisation s'inscrit dans une continuité[2] ;
- même si tout un nouveau vocabulaire est apparu dans le référentiel de formation en soins infirmiers (démarche clinique, réflexibilité, pratiques avancées et autres concepts forts intéressants) il n'en reste pas moins que l'infirmière :
  - assure en toute responsabilité des soins infirmiers ;
  - dispose d'outils comme la démarche de soins infirmiers - et des démarches en santé publique ;
  - a besoin de connaissances incontournables pour soigner, quels que soient les secteurs

Les stages :
Si le stage auprès d'enfants était incontournable dans la préparation au DEI avec l'Arrêté du 23 mars 1992, les stages prévus dans le référentiel appliqué actuellement sont signalés ainsi :

- *« 1. Soins de courte durée : l'étudiant s'adresse à des personnes atteintes de pathologies et hospitalisées dans des établissements publics ou privés.*
- *2. Soins en santé mentale et en psychiatrie : l'étudiant s'adresse à des personnes hospitalisées ou non, suivies pour des problèmes de santé mentale ou de psychiatrie.*

1 Dans cet ouvrage nous n'évoquerons pas les sages- femmes.
2 Alors que les infirmières souhaitant devenir cadre de santé changent de métier.

- *3. Soins de longue durée et soins de suite et de réadaptation : l'étudiant s'adresse à des personnes qui requièrent des soins continus dans le cadre d'un traitement ou d'une surveillance médicale, en établissement dans un but de réinsertion, ou une surveillance constante et des soins en hébergement.*
- *4. Soins individuels ou collectifs sur des lieux de vie : l'étudiant s'adresse à des personnes ou des groupes qui se trouvent dans des lieux de vie (domicile, travail, école...).*

Le parcours de stage des étudiants comporte un stage minimum dans chacun des types de stage décrits ci-dessus. Les étudiants peuvent effectuer leur stage dans une unité, un pôle dont les activités sont de même nature, une structure ou auprès d'une personne, selon l'organisation et le choix du stage.

Le stage du premier semestre est de 5 semaines, il s'effectue dans un même lieu. Les stages des semestres 2, 3, 4, et 5 ont une durée de 10 semaines.

Dans un objectif de professionnalisation, chaque stage de 10 semaines est réalisé dans un même lieu en une ou deux périodes. Cependant, pour des raisons d'intérêt pédagogique, les 10 semaines d'un même semestre peuvent s'effectuer sur deux lieux de stage différents. Les stages du semestre 6 sont réalisés sur deux lieux différents, la période maximale demeure de 10 semaines.

Le choix de l'un de ces stages peut être laissé à l'étudiant en fonction de son projet professionnel et en accord avec l'équipe pédagogique. »

Il n'y a donc plus d'obligation de stage dans des services d'enfants.

Cependant nous pouvons penser que des infirmières désirant se spécialiser en puériculture vont faire une demande de stage auprès d'enfants.

2. LE PROGRAMME DE RÉVISION OFFICIEL

Reprenons les différentes « catégories » figurant dans ce programme

I - Tester les connaissances des candidats en matière de physiologie des grands systèmes nécessaires à la compréhension des besoins physiques de l'enfant et des mécanismes physio-pathologiques des différentes pathologies infantiles.

Ce test a tout à fait sa place dans la préparation du concours d'entrée mais aussi la préparation du diplôme de puéricultrice ; ces connaissances ont déjà été travaillées quel que soit le type de préparation du diplôme infirmier - Ces connaissances sont indispensables pour aborder les particularités chez les nouveau-nés à terme - prématurés - les nourrissons - les enfants - les adolescents (comment comprendre l'adaptation à la vie extra utérine si vous n'êtes pas au clair avec les différentes fonctions de l'adulte).

II - Tester les connaissances en matière de pharmacologie, indispensables à l'application des prescriptions médicales, à la surveillance clinique de la personne soignée et à la thérapeutique mise en œuvre ainsi que les connaissances relatives à la législation pharmaceutique.

Ces connaissances restent des connaissances incontournables pour aborder les aspects particuliers à étudier pendant la préparation du diplôme d'état de puéricultrice ces connaissances ont déjà été travaillées quel que soit le type de préparation du diplôme infirmier.

III - Tester les connaissances en matière d'obstétrique et de pathologie obstétricale indispensables pour la compréhension de leur incidence sur le fœtus et le nouveau-né.

Toujours dans l'optique de comprendre les liens entre la mère et l'enfant ces connaissances ont déjà été travaillées quel que soit le type de préparation du diplôme infirmier.
Et vous ne pouvez pas vous désintéresser de situations nouvelles engendrées par l'afflux important de femmes étrangères, le plus souvent en très grande difficulté globale, que vous allez rencontrer de plus en plus dans les établissements de santé où vous exercez.

IV - Tester les connaissances relatives au service infirmier et à l'exercice de la profession d'infirmière.

Les connaissances sont à réactualiser.
Ainsi la connaissance du référentiel de formation en soins infirmiers actuellement en application entre dans les prérequis dont tout candidat au concours d'entrée en école de puériculture doit pouvoir faire preuve - C'est pour cela que vous trouverez des questions en lien avec ce référentiel, fort utile pour les infirmières et les infirmiers n'ayant pas préparé leur diplôme d'état à partir de ce référentiel et qui accueillent des stagiaires en IFSI dans les structures où ils exercent, et que la formation en école de puériculture est en continuité (même si les textes officiels ne sont pas encore parus).

V - Tester les connaissances relatives à l'état sanitaire de la France et aux structures administratives et médico-sociales, afin de comprendre les orientations et la mise en oeuvre de la politique de santé de l'enfant et de la famille.

Les connaissances sont à réactualiser.

Toutes ces connaissances évoquées dans les 5 points ci-dessus font partie des connaissances que **toute infirmière non spécialisée** se doit de connaître, y compris les questions en lien avec l'enfant - ce sont des prérequis dont toute candidate au concours d'entrée dans une école de puériculture doit pouvoir faire preuve.

3. DÉROULEMENT DES ÉPREUVES AU CONCOURS D'ENTRÉE

3.1 L'ÉPREUVE D'ADMISSIBILITÉ

« Deux épreuves écrites et anonymes d'admissibilité, chacune d'une durée d'une heure et trente minutes, affectées du coefficient 1 et notées sur 20 points dont les questions sont choisies par le jury parmi les propositions de sujets formulées par les écoles :

- *a) Une épreuve comportant quarante questions à choix multiples et dix questions à réponses ouvertes et courtes permettant de vérifier les connaissances des candidats ;*
- *b) Une épreuve de tests psychotechniques permettant d'évaluer les capacités d'analyse et de synthèse des candidats (épreuve non abordée dans cet ouvrage). »*

3.2 L'ÉPREUVE D'ADMISSION

« Est prévue une épreuve orale d'admission portant sur l'étude d'une situation en rapport avec l'exercice professionnel infirmier, dont le sujet est tiré au sort par le candidat parmi les questions préparées par le jury.

Celle-ci, notée sur 20 points, consiste en un exposé de dix minutes maximum suivi d'une discussion avec le jury de dix minutes maximum. Chaque candidat dispose de vingt minutes de préparation. »

Partie 2

Épreuve d'admissibilité

5 concours blancs et corrigés

LA PRÉPARATION PROPOSÉE POUR L'ÉPREUVE D'ADMISSIBILITÉ

Cette partie propose 5 groupes d'exercices préparant directement à l'épreuve d'admissibilité du concours.
Chaque groupe d'exercice comporte :

- 40 QCM
- 10 QROC

Comment travailler ces exercices ?

Repérez tout d'abord deux situations différentes.

1. Celle dans laquelle vous serez lors de l'épreuve du concours.
Vous aurez alors à répondre à 40 QCM et 10 QROC en 1 heure 30 sans aucun support pour vous aider. Nous vous suggérons de répondre tout d'abord aux questions dont vous connaissez les réponses - de ne pas vous bloquer sur une question à laquelle vous ne savez pas répondre - et ensuite de reprendre les questions auxquelles vous n'avez pas répondu.

Vous ne pourrez sans doute pas éviter le stress, d'autant plus que vous aurez aussi pendant 1 heure 30 l' épreuve de tests psychotechniques.

Les 3 heures demandant beaucoup de concentration.

2. Celle dans laquelle vous travaillerez cet ouvrage.

- Vous ne serez pas limité dans le temps.
- Vous pourrez vous y reprendre en plusieurs fois.
- Vous pourrez consulter tous les cours, documents et livres que vous souhaiterez...
- Et vous souvenir que les exercices sont conçus pour tester, voire développer, vos capacités :
  - à lire, décrypter, sans erreur les sujets ; de nombreux « pièges » sont prévus.
    - Attention aux mots figurant dans les items (par exemple vous rencontrerez une question sur les méningites, mais attention il sera question des méningites virales.
    - Faites très attention au sens des mots figurant dans les questions ; figurent des items dans lesquels sont glissées les erreurs de sens qui se pérennisent, donc qu'il est judicieux de préciser ; par exemple : confusion entre délégation et participation.
    - Pour les questions auxquelles vous ne savez pas répondre, c'est le moment de chercher les réponses dans des ouvrages, références indiquées dans cet ouvrage.
    - Vous rencontrerez des questions qui pourront vous étonner - vous dérouter - Dites-vous alors que vous êtes invitées à explorer des voies que vous n'avez peut-être pas l'habitude d'emprunter et qui pourtant concernent les infirmières.
    - Des questions vous entraînent à clarifier la législation concernant votre exercice infirmier et législation commune avec la spécialité puériculture.
    - Certaines questions vous contraindront à consulter des textes législatifs auxquels vous ne prêtez pas forcément attention

CONCOURS BLANC N°1

40 QCM - 10 QROC

Temps de l'épreuve : 1 h 30 min

QCM

Pour chaque QCM au moins une des réponses proposées est exacte.

1. La fonction respiratoire

- ○ A. Comprend l'inspiration
- ○ B. Expiration
- ○ C. Dans un sang riche en oxygène on trouve de l'oxygène dissous - de l'oxyhémoglobine
- ○ D. Dans le sang veineux, il n'y a plus d'oxygène
- ○ E. Tout gaz diffuse d'une zone de basse pression partielle vers une zone de haute pression partielle, quel que soit le milieu avec lequel ce gaz est en contact

2. Le saturnisme

- ○ A. Est une intoxication par l'amiante
- ○ B. Est une intoxication par le plomb
- ○ C. Il faut y penser chez les enfants vivant dans des logements insalubles
- ○ D. Provoque des atteintes neurologiques
- ○ E. Il faut y penser chez les personnes âgées vivant dans des maisons anciennes non rénovés

3. Les glandes surrénales

- ○ A. Sécrètent l'insuline
- ○ B. Sécrètent les minéralocorticoïdes
- ○ C. Sécrètent les glucocorticoïdes
- ○ D. La maladie d'Addison et le syndrome de Cushing sont des affections liées à la sécrétion des minéralocorticoïdes
- ○ E. L'adrénaline et la noradrénaline sont sécrétées par la médullosurrénale

4. L'hormone de croissance est :

- ○ A. L'ocytocine
- ○ B. La LH
- ○ C. La somatotrophine
- ○ D. La PRL
- ○ E. L'ACTH

5. Le sang

- ❍ A. Les globules rouges s'appellent également érythrocytes
- ❍ B. Les globules rouges s'appellent également hématies
- ❍ C. Les globules rouges s'appellent également thrombocytes
- ❍ D. Les globules rouges ont tous un noyau
- ❍ E. L'hémoglobine est présente dans les hématies

6. L'herpès

- ❍ A. Peut être labial
- ❍ B. Peut être génital
- ❍ C. Peut être ophtalmique
- ❍ D. Est dû à un parasite
- ❍ E. N'est pas contagieux

7. La surveillance infirmière d'un traitement lors de l'administration à l'hôpital

- ❍ A. Vérification de la prescription
- ❍ B. Vérification de la prescription même si sa responsabilité n'est pas engagée en cas d'erreurs
- ❍ C. Contrôle de la date de péremption
- ❍ D. Contrôle du mode d'emploi
- ❍ E. Peut déléguer cette surveillance aux aides- soignants

8. L'asthme

- ❍ A. Un spasme provoque une vasodilatation bronchique
- ❍ B. Un spasme bronchique est cause d'une obstruction bronchique
- ❍ C. Le spasme provoque un tarissement du mucus
- ❍ D. Il y a un œdème avec dilatation bronchique
- ❍ E. La crise d'asthme provoque une bradypnée

9. Les fluidifiants bronchiques

- ❍ A. Diminuent ou préviennent les encombrements bronchiques en fluidifiant les sécrétions bronchiques
- ❍ B. Peuvent être associés à des antitussifs
- ❍ C. Peuvent être prescrits en aérosols
- ❍ D. Peuvent être prescrits par voie orale
- ❍ E. Peuvent être prescrits en perfusion

10. Les antalgiques du deuxième palier

- ❍ A. Sont des morphiniques faibles
- ❍ B. Sont des antalgiques centraux
- ❍ C. La codéine est un antalgique du 2e palier
- ❍ D. Le tramadol est un antalgique du 2e palier
- ❍ E. Le paracétamol est un antalgique du 2e palier

11. Les corticoïdes
- ❍ A. Luttent contre les processus inflammatoire des maladies
- ❍ B. Sont immunosuppresseurs
- ❍ C. Sont antiallergiques
- ❍ D. Peuvent être prescrits en cure longue
- ❍ E. Peuvent être prescrits en cure courte

12. Les anxiolytiques
- ❍ A. Les benzodiazépines constituent le traitement de référence de l'anxiété
- ❍ B. Les benzodiazépines sont classés en fonction de leur vitesse d'élimination
- ❍ C. Le Lexomil est classé dans les anxiolytiques
- ❍ D. Les antidépresseurs sont classés dans les anxiolytiques
- ❍ E. Le Prozac est un anxiolytique

13. Les neuroleptiques
- ❍ A. Sont synonymes d'anxiolytiques
- ❍ B. Utilisés dans des cures de sevrage alcoolique
- ❍ C. Utilisés dans des phases maniaques du syndrome maniaco-dépressif
- ❍ D. Peuvent être achetés sans prescription médicale
- ❍ E. Une infirmière peut prescrire du Nozinan

14. Les normothymiques
- ❍ A. Sont des régulateurs de l'humeur
- ❍ B. Stabilise le syndrome maniaco-dépressif
- ❍ C. Le lithium est classé dans les régulateurs de l'humeur
- ❍ D. Le lithium est en vente libre
- ❍ E. Sont sans effets secondaires

15. Les traitements de substitution en toxicomanie
- ❍ A. Sont en vente libre
- ❍ B. Doivent traiter les symptômes de manque et d'envie de drogue
- ❍ C. Créent une dépendance moins toxique pour l'organisme que l'héroïne
- ❍ D. Une infirmière peut prescrire de la méthadone
- ❍ E. Le Subutex® est actif en 30-60 minutes et son effet dure 24 heures

16. Les laxatifs sont classés en
- ❍ A. Laxatifs de lest
- ❍ B. Laxatifs osmotiques
- ❍ C. Laxatifs stimulants
- ❍ D. Laxatifs lubrifiants
- ❍ E. Le Duphalac® fait partie des laxatifs lubrifiants

17. Les médicaments pour le diabète non insulino-dépendant
- ❍ A. La métformine ne provoque pas d'accidents hypoglycémiques
- ❍ B. Les glitazones provoquent une prise de poids et un risque d'anémie

- ❍ C. Les incrétines font partie des médicaments prescrits pour le diabète insulino-dépendant
- ❍ D. Les incrétines font partie des médicaments prescrits pour le diabète non insulino-dépendant
- ❍ E. Une infirmière peut prescrire médicaments pour le diabète non insulino-dépendant

18. Les anti-thyroïdiens

- ❍ A. Traitent le myxœdème
- ❍ B. Sont utilisés pour traiter la maladie de Basedow
- ❍ C. Sont utilisés par voie orale
- ❍ D. Le lithium peut causer une hypothyroïdie fonctionnelle
- ❍ E. L'hypothyroïdie est fréquente chez la femme au moment de la ménopause

19. La progestérone

- ❍ A. Est une hormone sexuelle féminine
- ❍ B. Sécrétée par les ovaires
- ❍ C. Produite par le corps jaune dans la première partie du cycle avant l'ovulation
- ❍ D. Prépare l'utérus à l'implantation d'un ovule fécondée
- ❍ E. Prescrite dans les endométrioses

20. La pathologie de la grossesse : les signes et le danger de la toxémie gravidique

- ❍ A. Présence d'albuminurie
- ❍ B. Hypotension artérielle
- ❍ C. Hypertension artérielle
- ❍ D. L'éclampsie est un des dangers de la toxémie gravidique
- ❍ E. L'hématome rétroplacentaire est un des dangers de la toxémie gravidique

21. Quelles sont les complications à craindre chez un nouveau-né de mère diabétique ?

- ❍ A. L'hypoglycémie
- ❍ B. L'hyperglycémie
- ❍ C. L'hypocalcémie
- ❍ D. L'hypothermie
- ❍ E. L'insuffisance cardiaque

22. Le diabète gestationnel

- ❍ A. Au cours des 2e et 3e trimestres de la grossesse, les besoins en insuline de la femme enceinte sont de 2 à 3 fois plus importants qu'en temps normal
- ❍ B. Chez certaines femmes, L'insuline (hormone sécrétée par le pancréas), ne joue plus suffisamment son rôle régulateur et le taux de sucre augmente anormalement surtout après les repas, il y a alors hyperglycémie (taux de sucre dans le sang supérieur à la normale)
- ❍ C. le nouveau-né d'une femme souffrant d'un diabète gestationnel est hypotrophique
- ❍ D. le nouveau-né d'une femme souffrant d'un diabète gestationnel souffre de (macrosomie)
- ❍ E. le nouveau- né risque des hypoglycémies dans les heures qui suivent sa naissance

23. Les pilules (contraception)

- A. Les pilules monophasiques minidosées ont un dosage plus élevé d'œstrogène et de progestatif dans la seconde partie du cycle
- B. L'œstrogène et le progestatif sont à dose constante dans chaque comprimé
- C. L'adepal® fait partie des pilules biphasiques minidosées
- D. Il existe des pilules triphasiques minidosées
- E. la pilule du lendemain agit avant la nidation de l'ovule en modifiant l'ovulation

24. Les soins infirmiers

- A. Un infirmier ne peut pas faire la toilette intime d'une accouchée
- B. Un infirmier n'est pas habilité pour faire la toilette intime d'une accouchée
- C. Un infirmier est habilité pour pratiquer tous les soins infirmiers
- D. Un infirmier n'est pas habilité pour baigner un nouveau-né
- E. Une infirmière est habilitée pour pratiquer tous les soins infirmiers

25. La clause de conscience

- A. Concerne le refus de l'avortement
- B. Concerne le refus de pratiquer un avortement
- C. Concerne le refus d'une infirmière d'assister un médecin pratiquant un avortement seulement si elle est catholique
- D. L'infirmière qui refuse d'assister un médecin pratiquant un avortement commet une faute professionnelle
- E. Les infirmiers et les infirmières qui assistent un médecin pratiquant un avortement commettent une faute selon le droit pénal

26. Les compétences professionnelles infirmières (1)

- A. Figurent dans l'annexe II de l'arrêté du 31 juillet 2009 relatif au diplôme d'état infirmier
- B. Découlent du référentiel des activités infirmières
- C. sont rédigées en termes de capacités devant être maîtrisées par les professionnels et attestées par l'obtention du diplôme d'État
- D. Ce ne sont pas des compétences qui sont évaluées chez les stagiaires étudiantes en soins infirmiers car une compétence n'est pas évaluable
- E. Ce sont les capacités et les connaissances d'une étudiante en soins infirmiers qui sont évaluables

27. Les exemples de compétences professionnelles infirmières (2)

- A. Concevoir et conduire un projet de soins infirmier
- B. Poser un diagnostic médical
- C. Analyser la qualité des soins
- D. Améliorer sa pratique professionnelle
- E. Poser un diagnostic infirmier

28. Les éléments de la pyramide de Maslow sont les suivants :

- A. L'équilibre physiologique
- B. La sécurité
- C. L'appartenance

- D. La considération
- E. Le dépassement

29. L'accès au dossier médical

- A. Depuis la loi du 4 mars 2002 un patient peut accéder directement à son dossier médical
- B. Le patient peut demander l'envoi de copie de son dossier médical à son domicile en recommandé avec AR
- C. Le patient peut consulter seul son dossier médical sur place
- D. Le patient n'a pas accès seul à l'original de son dossier sur place ; il doit être accompagné d'un soignant
- E. Les frais de délivrance de copies sont à la charge du demandeur, sans pouvoir excéder le coût de la reproduction et, le cas échéant, de l'envoi des documents

30. Le livret d'accueil

- A. L'établissement hospitalier remet un livret d'accueil aux patients (facultatif)
- B. L'établissement hospitalier remet un livret d'accueil aux patients (obligatoire)
- C. Dans ce livret d'accueil se trouve la charte du patient hospitalisé
- D. La charte du patient hospitalisé est remis aux patients qui la demandent
- E. Le livret d'accueil précise le choix de la personne de confiance (obligatoire)

31. La personne de confiance

- A. Désignée par le patient si celui-ci le souhaite
- B. Elle n'aura pas accès à l'information en dehors de votre présence et ne devra pas divulguer des informations sans votre accord
- C. En dernier lieu c'est au médecin qu'appartiennent les décisions
- D. Un enfant mineur peut désigner une personne de confiance
- E. La personne de confiance est toujours la personne à prévenir

32. Les droits du mineur hospitalisé

- A. Les fugues ou disparitions du mineur doivent être signalées au cadre de l'unité de l'hospitalisation et aux parents
- B. La suspicion de maltraitance doit être signalée au cadre de l'unité pour suite à donner
- C. L'autorisation écrite pour tout ce qui concerne l'hospitalisation doit être datée et signée par les parents de l'enfant
- D. L'autorisation écrite pour tout ce qui concerne l'hospitalisation doit être datée et signée par l'éventuel tuteur légal de l'enfant
- E. Il existe Circulaire ministérielle n°83-24 du 1er août 1983 relative à l'hospitalisation des enfants

33. Les textes législatifs en lien avec la maltraitance des enfants et des adolescents

- A. Convention internationale des droits de l'enfant
- B. Loi du 14 juillet 1789
- C. Loi du 5 mars 2007 - réforme de la protection de l'enfance
- D. Loi n° 2016-297 du 14 mars 2016 relative à la protection de l'enfant (1)
- E. Loi n° 91-748 du 31 juillet 1991 portant réforme hospitalière

34. La législation

- ❍ A. La loi n°91-748 du 31 juillet 1991 portant réforme hospitalière suit loi n°2016-41 du 26 janvier 2016 de modernisation de notre système de santé
- ❍ B. La loi n°2016-41 du 26 janvier 2016 de modernisation de notre système de santé précède la loi n°91-748 du 31 juillet 1991 portant réforme hospitalière
- ❍ C. La loi n°91-748 du 31 juillet 1991 portant réforme hospitalière est antérieure à la loi n° 2016-41 du 26 janvier 2016 de modernisation de notre système de santé
- ❍ D. La loi n°2016-41 du 26 janvier 2016 de modernisation de notre système de santé aborde le renforcement la prévention et la promotion de la santé
- ❍ E. La loi n°2016-41 du 26 janvier 2016 de modernisation de notre système de santé aborde la lutte contre le tabagisme

35. La conférence nationale de la santé

- ❍ A. A été créée par l'ordonnance n°96-345 du 24 avril 1996
- ❍ B. A été modifiée par la loi n°2004-806 du 9 août 2004 relative à la politique de santé publique
- ❍ C. Est un organisme décisionnel
- ❍ D. Est placée auprès du ministère de la santé
- ❍ E. A pour sigle CCS

36. Les problèmes de santé publique

- ❍ A. Le tabagisme
- ❍ B. Le tabac
- ❍ C. L'alcoolo-dépendance
- ❍ D. Le vin
- ❍ E. Le diabète insulino-dépendant

37. L'épidémiologie

- ❍ A. L'incidence est le nombre de cas de maladie ou de personnes malades ou de tout autre événement tel qu'un accident, existant ou survenant dans une population déterminée, sans distinction entre les cas nouveaux et les cas anciens, soit à un moment précis, soit au cours d'une période donnée
- ❍ B. La prévalence rapporte le nombre de nouveaux cas d'une pathologie observés pendant une période donnée...
- ❍ C. L'incidence rapporte le nombre de nouveaux cas d'une pathologie observés pendant une période donnée
- ❍ D. La prévalence est le nombre de cas de maladie ou de personnes malades ou de tout autre événement tel qu'un accident, existant ou survenant dans une population déterminée, sans distinction entre les cas nouveaux et les cas anciens, soit à un moment précis, soit au cours d'une période donnée
- ❍ E. La morbidité est un indicateur de l'état de santé d'une population

38. Les exemples d'indicateurs de santé d'une population

- ❍ A. L'espérance de vie
- ❍ B. La mortalité
- ❍ C. La morbidité

- D. L'incidence
- E. La prévalence

39. Les méthodes physiques à utiliser en cas de fièvre

- A. Découvrir l'enfant
- B. Aérer la pièce
- C. Faire boire le plus possible
- D. Faire prendre un bain de 4° C en-dessous de la température corporelle
- E. Couvrir l'enfant lorsqu'il frissonne

40. Jusqu'à quel âge les enfants sont suivis en PMI

- A. 3 ans
- B. 4 ans
- C. 5 ans
- D. 6 ans
- E. 7 ans

QROC

1. Pourquoi un nouveau-né de mère séropositive VIH nait toujours séropositif ?

2. Sur quels critères cliniques se détermine l'âge gestationnel d'un nouveau-né ?

3. Qu'est-ce qu'une « mère suffisamment bonne » selon Winicott ?

4. Expliquez le processus de coagulation.

5. Mr X revient du bloc à 12 h avec la prescription suivante :

- Flagyl® (métronidazole) : 500 mg toutes les 8 heures/24 h (poche de 150 mL/500 mg à passer en 30 min)
- Perfalgan® (paracétamol) : 1 g toutes les 6 heures/24 h (flacon de 100 mL/L g à passer en 20 min)
- Profénid® (kétoprofène, anti-inflammatoire) : 100 mg toutes les 12 heures/24 h (flacon de 100 mg de poudre à diluer dans une poche de 150 mL de sérum physiologique et à passer en 30 min).

a. Calculer le débit de chaque produit en gouttes par minutes.

b. Établisser la planification de cette prescription pour les 24 heures.

6. Qu'est-ce l'observance ? (liens avec les médicaments)

7. Définissez « aliments ».

8. Définissez « nutriments ».

9. But de la « diététique ».

10. Définition du besoin énergétique.

CORRIGÉS DU GROUPE D'EXERCICES N°1

QCM

1. La fonction respiratoire

- ☑ A. Comprend l'inspiration
- ☑ B. Expiration
- ☑ C. Dans un sang riche en oxygène on trouve de l'oxygène dissous - de l'oxyhémoglobine

2. Le saturnisme

- ☑ B. Est une intoxication par le plomb
- ☑ C. Il faut y penser chez les enfants vivant dans des logements insalubles
- ☑ D. Provoque des atteintes neurologiques
- ☑ E. Il faut y penser chez les personnes âgées vivant dans des maisons anciennes non rénovés

3. Les glandes surrénales

- ☑ B. Sécrètent les minéralocorticoïdes
- ☑ C. Sécrètent les glucocorticoïdes
- ☑ E. L'adrénaline et la noradrénaline sont sécrétées par la médullosurrénale

4. L'hormone de croissance est :

- ☑ C. La somatotrophine

5. Le sang

- ☑ A. Les globules rouges s'appellent également érythrocytes
- ☑ B. Les globules rouges s'appellent également hématies
- ☑ E. L'hémoglobine est présente dans les hématies

6. L'herpès

- ☑ A. Peut être labial
- ☑ B. Peut être génital
- ☑ C. Peut être ophtalmique

7. La surveillance infirmière d'un traitement lors de l'administration à l'hôpital

- ☑ A. Vérification de la prescription
- ☑ C. Contrôle de la date de péremption
- ☑ D. Contrôle du mode d'emploi

8. L'asthme

- ☑ B. Un spasme bronchique est cause d'une obstruction bronchique

9. Les fluidifiants bronchiques

- ☑ A. Diminuent ou préviennent les encombrements bronchiques en fluidifiant les sécrétions bronchiques

- ☑ C. Peuvent être prescrits en aérosols
- ☑ D. Peuvent être prescrits par voie orale
- ☑ E. Peuvent être prescrits en perfusion

10. Les antalgiques du deuxième palier
- ☑ A. Sont des morphiniques faibles
- ☑ B. Sont des antalgiques centraux
- ☑ C. La codéine est un antalgique du 2e palier
- ☑ D. Le tramadol est un antalgique du 2e palier

11. Les corticoïdes
- ☑ A. Luttent contre les processus inflammatoire des maladies
- ☑ B. Sont immunosuppresseurs
- ☑ C. Sont antiallergiques
- ☑ D. Peuvent être prescrits en cure longue
- ☑ E. Peuvent être prescrits en cure courte

12. Les anxiolytiques
- ☑ A. Les benzodiazépines constituent le traitement de référence de l'anxiété
- ☑ B. Les benzodiazépines sont classés en fonction de leur vitesse d'élimination
- ☑ C. Le Lexomil est classé dans les anxiolytiques

13. Les neuroleptiques
- ☑ B. Utilisés dans des cures de sevrage alcoolique
- ☑ C. Utilisés dans des phases maniaques du syndrome maniaco-dépressif

14. Les normothymiques
- ☑ A. Sont des régulateurs de l'humeur
- ☑ B. Stabilise le syndrome maniaco-dépressif
- ☑ C. Le lithium est classé dans les régulateurs de l'humeur

15. Les traitements de substitution en toxicomanie
- ☑ B. Doivent traiter les symptômes de manque et d'envie de drogue
- ☑ C. Créent une dépendance moins toxique pour l'organisme que l'héroïne
- ☑ E. Le Subutex® est actif en 30-60 minutes et son effet dure 24 heures

16. Les laxatifs sont classés en
- ☑ A. Laxatifs de lest
- ☑ B. Laxatifs osmotiques
- ☑ C. Laxatifs stimulants
- ☑ D. Laxatifs lubrifiants

17. Les médicaments pour le diabète non insulino-dépendant
- ☑ A. La métformine ne provoque pas d'accidents hypoglycémiques
- ☑ B. Les glitazones provoquent une prise de poids et un risque d'anémie

- ☑ D. Les incrétines font partie des médicaments prescrits pour le diabète non insulino-dépendant

18. Les anti-thyroïdiens

- ☑ B. Sont utilisés pour traiter la maladie de Basedow
- ☑ C. Sont utilisés par voie orale
- ☑ D. Le lithium peut causer une hypothyroïdie fonctionnelle
- ☑ E. L'hypothyroïdie est fréquente chez la femme au moment de la ménopause

19. La progestérone

- ☑ A. Est une hormone sexuelle féminine
- ☑ B. Sécrétée par les ovaires
- ☑ D. Prépare l'utérus à l'implantation d'un ovule fécondée
- ☑ E. Prescrite dans les endométrioses

20. La pathologie de la grossesse : les signes et le danger de la toxémie gravidique

- ☑ A. Présence d'albuminurie
- ☑ C. Hypertension artérielle
- ☑ D. L'éclampsie est un des dangers de la toxémie gravidique
- ☑ E. L'hématome rétroplacentaire est un des dangers de la toxémie gravidique

21. Quelles sont les complications à craindre chez un nouveau-né de mère diabétique ?

- ☑ A. L'hypoglycémie
- ☑ C. L'hypocalcémie

22. Le diabète gestationnel

- ☑ A. Au cours des 2e et 3e trimestres de la grossesse, les besoins en insuline de la femme enceinte sont de 2 à 3 fois plus importants qu'en temps normal
- ☑ B. Chez certaines femmes, L'insuline (hormone sécrétée par le pancréas), ne joue plus suffisamment son rôle régulateur et le taux de sucre augmente anormalement surtout après les repas, il y a alors hyperglycémie (taux de sucre dans le sang supérieur à la normale)
- ☑ D. le nouveau-né d'une femme souffrant d'un diabète gestationnel souffre de (macrosomie)
- ☑ E. le nouveau- né risque des hypoglycémies dans les heures qui suivent sa naissance

23. Les pilules (contraception)

- ☑ B. L'œstrogène et le progestatif sont à dose constante dans chaque comprimé
- ☑ C. L'adepal® fait partie des pilules biphasiques minidosées
- ☑ D. Il existe des pilules triphasiques minidosées
- ☑ E. la pilule du lendemain agit avant la nidation de l'ovule en modifiant l'ovulation

24. Les soins infirmiers

- ☑ C. Un infirmier est habilité pour pratiquer tous les soins infirmiers
- ☑ E. Une infirmière est habilitée pour pratiquer tous les soins infirmiers

25. La clause de conscience

- ☑ B. Concerne le refus de pratiquer un avortement
- ☑ C. Concerne le refus d'une infirmière d'assister un médecin pratiquant un avortement seulement si elle est catholique

26. Les compétences professionnelles infirmières (1)

- ☑ A. Figurent dans l'annexe II de l'arrêté du 31 juillet 2009 relatif au diplôme d'état infirmier
- ☑ B. Découlent du référentiel des activités infirmières
- ☑ C. Sont rédigées en termes de capacités devant être maîtrisées par les professionnels et attestées par l'obtention du diplôme d'État
- ☑ D. Ce ne sont pas des compétences qui sont évaluées chez les stagiaires étudiantes en soins infirmiers car une compétence n'est pas évaluable
- ☑ E. Ce sont les capacités et les connaissances d'une étudiante en soins infirmiers qui sont évaluables

27. Les exemples de compétences professionnelles infirmières (2)

- ☑ A. Concevoir et conduire un projet de soins infirmier
- ☑ C. Analyser la qualité des soins
- ☑ D. Améliorer sa pratique professionnelle
- ☑ E. Poser un diagnostic infirmier

28. Les éléments de la pyramide de Maslow sont les suivants :

- ☑ A. L'équilibre physiologique
- ☑ B. La sécurité
- ☑ C. L'appartenance
- ☑ D. La considération
- ☑ E. Le dépassement

29. L'accès au dossier médical

- ☑ A. Depuis la loi du 4 mars 2002 un patient peut accéder directement à son dossier médical
- ☑ B. Le patient peut demander l'envoi de copie de son dossier médical à son domicile en recommandé avec AR
- ☑ D. Le patient n'a pas accès seul à l'original de son dossier sur place ; il doit être accompagné d'un soignant
- ☑ E. Les frais de délivrance de copies sont à la charge du demandeur, sans pouvoir excéder le coût de la reproduction et, le cas échéant, de l'envoi des documents

30. Le livret d'accueil

- ☑ B. L'établissement hospitalier remet un livret d'accueil aux patients (obligatoire)
- ☑ C. Dans ce livret d'accueil se trouve la charte du patient hospitalisé
- ☑ E. Le livret d'accueil précise le choix de la personne de confiance (obligatoire)

31. La personne de confiance

- ☑ A. Désignée par le patient si celui-ci le souhaite
- ☑ B. Elle n'aura pas accès à l'information en dehors de votre présence et ne devra pas divulguer des informations sans votre accord

☑ C. En dernier lieu c'est au médecin qu'appartiennent les décisions

32. Les droits du mineur hospitalisé

☑ A. Les fugues ou disparitions du mineur doivent être signalées au cadre de l'unité de l'hospitalisation et aux parents

☑ B. La suspicion de maltraitance doit être signalée au cadre de l'unité pour suite à donner

☑ C. L'autorisation écrite pour tout ce qui concerne l'hospitalisation doit être datée et signée par les parents de l'enfant

☑ D. L'autorisation écrite pour tout ce qui concerne l'hospitalisation doit être datée et signée par l'éventuel tuteur légal de l'enfant

☑ E. Il existe Circulaire ministérielle n°83-24 du 1er août 1983 relative à l'hospitalisation des enfants

33. Les textes législatifs en lien avec la maltraitance des enfants et des adolescents

☑ A. Convention internationale des droits de l'enfant

☑ C. Loi du 5 mars 2007 réforme de la protection de l'enfance

☑ D. Loi n° 2016-297 du 14 mars 2016 relative à la protection de l'enfant (1)

34. La législation

☑ C. La loi n°91-748 du 31 juillet 1991 portant réforme hospitalière est antérieure à la loi n°2016-41 du 26 janvier 2016 de modernisation de notre système de santé

☑ D. La loi n°2016-41 du 26 janvier 2016 de modernisation de notre système de santé aborde le renforcement la prévention et la promotion de la santé

☑ E. La loi n°2016-41 du 26 janvier 2016 de modernisation de notre système de santé aborde la lutte contre le tabagisme

35. La conférence nationale de la santé

☑ A. A été créée par l'ordonnance n°96-345 du 24 avril 1996

☑ B. A été modifiée par la loi n°2004-806 du 9 août 2004 relative à la politique de santé publique

☑ D. Est placée auprès du ministère de la santé

36. Les problèmes de santé publique

☑ A. Le tabagisme

☑ C. L'alcoolo-dépendance

☑ E. Le diabète insulino-dépendant

37. L'épidémiologie

☑ C. L'incidence rapporte le nombre de nouveaux cas d'une pathologie observés pendant une période donnée

☑ D. La prévalence est le nombre de cas de maladie ou de personnes malades ou de tout autre événement tel qu'un accident, existant ou survenant dans une population déterminée, sans distinction entre les cas nouveaux et les cas anciens, soit à un moment précis, soit au cours d'une période donnée

☑ E. La morbidité est un indicateur de l'état de santé d'une population

38. Les exemples d'indicateurs de santé d'une population

☑ A. L'espérance de vie

☑ B. La mortalité

☑ C. La morbidité

☑ D. L'incidence

☑ E. La prévalence

39. Les méthodes physiques à utiliser en cas de fièvre

☑ A. Découvrir l'enfant

☑ B. Aérer la pièce

☑ C. Faire boire le plus possible

40. Jusqu'à quel âge les enfants sont suivis en PMI

☑ D. 6 ans révolus

QROC

1. Pourquoi un nouveau-né de mère séropositive VIH nait toujours séropositif ?

Tout nouveau-né de mère est séropositif VIH car il a dans son sang les anti-corps de sa mère ; il peut être ou non infecté par le VIH.
S'il n'est pas infecté, il redeviendra séronégatif au bout de quelques mois.
S'il est infecté, il fabriquera ses propres anticorps et restera séropositif.

2. Sur quels critères cliniques se détermine l'âge gestationnel d'un nouveau-né ?

L'âge gestationnel correspond au temps écoulé entre la conception et la naissance de l'enfant. C'est en le calculant que l'on peut estimer l'âge de l'embryon ou du fœtus.
L'âge gestationnel est l'âge de l'embryon ou du fœtus mesuré en semaine d'aménorrhée (ou SA) qui désigne l'absence de règles. Cette période s'étend de la conception jusqu'à la naissance et dure en moyenne 40 SA.
La détermination courante de l'âge gestationnel d'un nouveau-né s'appuie sur 3 ordres de critères cliniques :

- les critères chronologiques : la date des dernières règles - l'échographie précoce ;
- les critères morphologiques tirés de l'inspection du nouveau-né ;
- les critères neurologiques de maturation.

3. Qu'est-ce qu'une « mère suffisamment bonne » selon Winicott ?

La mère suffisamment bonne est celle qui est capable de suivre les possibilités de son enfant à faire face à la frustration, ni trop longtemps absente, ni trop possessive ou envahissante. Le passage d'une adaptation parfaite aux besoins de l'enfant à une moindre adaptation s'effectue progressivement ce qui permet au nourrisson de quitter l'état de fusion sans passer par des angoisses insupportables dues à la perte brutale du **holding** et du **handling** mais également d'associer ses sentiments de colère à l'absence de la mère et de maintenir en lui une représentation de celle-ci.

4. Expliquez le processus de coagulation.

- Étape 1 : formation d'un activateur de la prothrombine.

- Étape 2 : conversion de la prothrombine, (une protéine plasmatique, en thrombine, une enzyme, par l'activateur de la prothrombine.
- Étape 3 : conversion du fibrinogène, une protéine plasmatique formée par le foie, en fibrine insoluble par la thrombine.

5. Mr X revient du bloc à 12 h avec la prescription suivante :

- Flagyl® (métronidazole) : 500 mg toutes les 8 heures/24 h (poche de 150 mL/500 mg à passer en 30 min)
- Perfalgan® (paracétamol) : 1 g toutes les 6 heures/24 h (flacon de 100 mL/L g à passer en 20 min)
- Profénid® (kétoprofène, anti-inflammatoire) : 100 mg toutes les 12 heures/ 24 h (flacon de 100 mg de poudre à diluer dans une poche de 150 mL de sérum physiologique et à passer en 30 min).

a. Calculer le débit de chaque produit en gouttes par minutes.

b. Établisser la planification de cette prescription pour les 24 heures.

La prescription est :

- 150 x 20/30 = 3000/30 = 100 gttes/min Flagyl
- 100 x 20/20 = 2000/20 = 100 gttes/min Perfalgan
- 150 x 20/30 = 3000/30 = 100 gttes/min Profénid

La planification pour 24 heures est :

- Flagyl : 12 h - 20 h - 4 h
- Perfalgan : 12 h - 18 h - 24 h - 6 h
- Profénid : 12 h - 24 h

6. Qu'est-ce l'observance ? (liens avec les médicaments)

L'observance se définit la manière dont le patient prend correctement ou pas les médicaments prescrits par le médecin.
On parle d'une bonne ou d'une mauvaise observance.

7. Définissez « aliments ».

Sont des produits complexes comestibles.

8. Définissez « nutriments ».

Produits chimiques définis, contenus dans les aliments, et utilisables par l'organisme.

9. But de la « diététique ».

La diététique a pour but d'étudier la quantité,la qualité,et la forme des aliments pour obtenir les nutriments les mieux adaptés aux besoins de l'organisme et à ses capacités de digestion - d'absorption - de métabolisation.

10. Définition du besoin énergétique.

C'est la consommation d'énergie considérée comme adéquate pour couvrir les besoins énergétiques de l'individu moyen en bonne santé d'une catégorie d'âge et de sexe donnés.

CONCOURS BLANC N°2

40 QCM - 10 QROC

Temps de l'épreuve : 1 h 30 min

QCM

Pour chaque QCM au moins une des réponses proposées est exacte.

1. Les éléments chimiques dans l'organisme

- ❍ A. Peuvent être décomposés en éléments plus simples
- ❍ B. Ne peuvent pas être décomposés en éléments plus simples
- ❍ C. Sont désignés par des lettres
- ❍ D. Sont désignés par des chiffres
- ❍ E. O désigne l'oxygène

2. La natrémie

- ❍ A. Indique la concentration sanguine en sodium, soit 135 145 mol L1
- ❍ B. Indique la concentration sanguine en sodium, soit 3,5 à 5,5 mol L1
- ❍ C. Indique la concentration sanguine en potassium, soit 3,5 à 5,5 mol L1
- ❍ D. Indique la concentration sanguine en glucose, soit 3,5 à 5,5 mol L1
- ❍ E. Indique la concentration sanguine en calcium, soit 3,5 à 5,5 mol L1

3. Les glandes endocrines

- ❍ A. L'hypophyse s'appelle également glande pituitaire
- ❍ B. L'adénohypophyse fait partie de l'hypophyse
- ❍ C. La STH règle les activités de la thyroïde
- ❍ D. La LH règle les activités reproductrices de l'homme et de la femme
- ❍ E. L'ACTH règle les activités des corticosurrénales

4. Les groupes sanguins

- ❍ A. Le groupe sanguin A comme donneur est compatible avec le groupe A
- ❍ B. Le groupe sanguin A comme receveur est compatible avec le groupe O
- ❍ C. Le groupe sanguin AB comme receveur est compatible avec les groupes A, B, AB, O
- ❍ D. Le groupe sanguin O est compatible avec les groupes A, B, AB
- ❍ E. Le groupe sanguin B est compatible avec les groupes B, O

5. Les valvules du cœur

- ❍ A. La valvule tricuspide est située entre l'oreillette droite et le ventricule droit
- ❍ B. La valvule tricuspide est située entre l'oreillette gauche et le ventricule gauche
- ❍ C. La valvule mitrale est située entre l'oreillette gauche et le ventricule gauche
- ❍ D. La valvule sigmoïde pulmonaire est située dans l'orifice qui se trouve entre le ventricule gauche et l'aorte
- ❍ E. La valvule sigmïode aortique est situé dans l'orifice où l'artère pulmonaire quitte le ventricule droit

6. Le cœur

- ❍ A. La persistance du canal artériel est physiologique
- ❍ B. La communication inter auriculaire survient lorsque le foramen ovale situé entre les oreillettes du cœur du fœtus ne se referme pas à la naissance
- ❍ C. La communication inter ventriculaire est causée par la fermeture incomplète du septum ventriculaire
- ❍ D. Le rétrécissement valvulaire est une sténose d'une des valvules qui règlent le flux sanguin dans le cœur
- ❍ E. Le rétrécissement valvulaire est une complication possible du rhumatisme articulaire aigu

7. Le métabolisme

- ❍ A. Comprend l'anabolisme et le catabolisme
- ❍ B. Dans les cellules vivantes les réactions chimiques qui dégradent des composés organiques complexes en substances simples s'appellent l'anabolisme
- ❍ C. Dans les cellules vivantes les réactions chimiques qui transforment des substances simples en substances plus complexe s'appellent le catabolisme
- ❍ D. Le métabolisme correspond à l'ensemble des réactions chimiques qui s'effectuent dans l'organisme
- ❍ E. Grâce à l'anabolisme des oses sont convertis en polyosides

8. Les composants anormaux dans l'urine sont

- ❍ A. L'albumine
- ❍ B. Le glucose
- ❍ C. Les hématies
- ❍ D. L'urée
- ❍ E. Les leucocytes

9. Les génériques

- ❍ A. Sont des médicaments dont la licence (brevet) date de plus de vingt ans
- ❍ B. Est une copie conforme en qualité et en quantité de la spécialité originale
- ❍ C. Son prix de vente est le même que celui de la spécialité princeps
- ❍ D. N'importe quel laboratoire peut fabriquer et commercialiser un générique
- ❍ E. Les hôpitaux utilisent largement les génériques

10. L'insuline

- ❍ A. Est une hormone hyperglycémiante

- B. Est une hormone hypoglycémiante
- C. Est synonyme de glucagon
- D. Est produite par le foie
- E. Est produite par les reins

11. Glucose fœtal

- A. Est d'origine maternelle
- B. Provient de la néoglycogenèse
- C. Le fœtus n'a pas besoin de glucose
- D. Une partie du glucose est utilisé par le foetus
- E. Une partie du glucose est utilisé par le placenta lui-même

12. Le coffre des toxiques

- A. Doit être banalisé
- B. Doit être fermé à clé
- C. Les clés sont sous la responsabilité du cadre infirmier
- D. Contient les stupéfiants - le registre des stupéfiants - les ordonnances des stupéfiants
- E. Il n'est plus nécessaire de conserver les ampoules vides

13. Les traitements de l'incontinence urinaire

- A. Les antispasmodiques atropiniques permettent de réduire les contractions de la vessie
- B. L'électrostimulation consiste à insérer une électrode dans le vagin pour stimuler et modifier les muscles du périnée
- C. L'énurésie est une incontinence urinaire
- D. L'incontinence urinaire peut être due au diabète
- E. Les hommes peuvent souffrir d'incontinence urinaire

14. Les antiépileptiques

- A. Ont pour but de limiter la souffrance cérébrale et d'éviter ainsi les manifestations épileptiques
- B. L'antiépileptique majeur de référence est la Dépakine
- C. Le générique de la Dépakine est le gardénal
- D. Le valium est anticonvulsivant
- E. Le valium fait partie des benzodiazépines

15. Le traitement de la maladie d'Alzheimer

- A. La maladie d'Alzheimer est guérissable
- B. Les anticholinesthériques améliorent provisoirement la mémoire
- C. L'Ebixa® est un antagonisme des récepteurs glutaminergiques
- D. Les moyens de surveillance du traitement sont : l'examen neuropsychologique-la surveillance biologique
- E. Ce traitement n'a pas d'effets secondaires

16. L'échographie a pour buts :

- ❍ A. La détermination du terme de la grossesse
- ❍ B. La surveillance de la croissance fœtale
- ❍ C. L'appréciation de la mobilité fœtale
- ❍ D. Le dépistage d'anomalies
- ❍ E. Le sexe de l'enfant

17. Les mutilations sexuelles

- ❍ A. La clitoridectomie est l'ablation partielle ou totale du clitoris et des petites lèvres (replis internes de la vulve), avec ou sans excision des grandes lèvres (replis cutanés externes de la vulve)
- ❍ B. L'excision est l'ablation partielle ou totale du clitoris (petite partie sensible et érectile des organes génitaux féminins) et, plus rarement, seulement du prépuce (repli de peau qui entoure le clitoris)
- ❍ C. L'infibulation: est le rétrécissement de l'orifice vaginal par recouvrement, réalisé en sectionnant et en repositionnant les petites lèvres, ou les grandes lèvres, parfois par suture, avec ou sans ablation du clitoris (clitoridectomie)
- ❍ D. Ces mutilations ne sont plus pratiquées
- ❍ E. L'infibulation ne provoque aucune gêne à l'accouchement

18. Exercice infirmier

Cochez les réponses fausses - Attention, ce sont les réponses fausses qui sont à cocher.

- ❍ A. L'infirmière peut déléguer des soins à une aide-soignante
- ❍ B. L'infirmière peut déléguer des soins à une auxiliaire de puériculture
- ❍ C. L'infirmière est le supérieur hiérarchique des aides-soignantes et des auxiliaires de puériculture
- ❍ D. Le médecin coordonnateur d'un pôle d'activité dans un CHU est le supérieur hiérarchique des infirmiers exerçant dans ce pôle
- ❍ E. Le médecin coordinateur d'un pôle d'activité dans un CHU élabore en liaison avec le conseil de pôle, le projet de pôle retraçant les orientations, la stratégie et l'organisation du pôle, ainsi que les actions à mettre en œuvre pour développer la qualité et l'évaluation des soins

19. Les critères d'évaluation d'adaptation du nouveau-né à la vie extra-utérine sont :

- ❍ A. Inscrits dans le score d'Apgar
- ❍ B. Les battements cardiaques
- ❍ C. Les réflexes archaïques
- ❍ D. Les mouvements respiratoires
- ❍ E. Le tonus musculaire

20. Le score de SILVERMAN

- ❍ A. Permet d'évaluer une détresse respiratoire
- ❍ B. Silverman et Sylverman sont synonymes
- ❍ C. Comporte 5 critères notés chacun 0-1-2
- ❍ D. Un nouveau-né qui ne souffre pas de détresse respiratoire a un score égal à 10
- ❍ E. Un nouveau-né en détresse respiratoire a un score se rapprochant de 10

21. Quelle quantité de lait faire boire à un nourrisson qui vomit et souffre de diarrhées aiguës

- ❍ A. Arrêter de faire boire ce nourrisson
- ❍ B. 500 mL par 2 heures 24 heures
- ❍ C. 500 mL par 12 heures
- ❍ D. Remplacer le lait par 500 mL d'eau sucrée
- ❍ E. Remplacer le lait par 250 mL de glucosé et 250 mL de sérum salé

22. Évaluation de la douleur

- ❍ A. EDIN signifie échelle de douleur et d'inconfort du nouveau-né
- ❍ B. EDIN signifie évaluation de la douleur aiguë chez le nouveau n-né
- ❍ C. EDIN utilisable jusqu'à la fin de la première année de vie
- ❍ D. L'échelle visuelle analogique EVA est un moyen d'évaluer la douleur
- ❍ E. L'échelle des visages est un moyen d'évaluer la douleur

23. Douleur du nouveau-né (1)

- ❍ A. Un nouveau-né prématuré ne souffre pas
- ❍ B. La crème EMLA est un antidouleur chez le nouveau-né y compris chez le prématuré (37) pour autant qu'un minimum de précautions soit prise portant sur le nombre d'application (une par jour) et le temps de pose (de 30 à 60 minutes) (15 c)
- ❍ C. La ponction veineuse s'avère largement moins douloureuse que la ponction capillaire au talon même réalisée avec des dispositifs de ponction automatique
- ❍ D. La ponction veineuse s'avère largement plus douloureuse que la ponction capillaire au talon même réalisée avec des dispositifs de ponction automatique
- ❍ E. L'administration de sucre par voie orale associée ou non à la succion constitue un anti douleur

24. Douleur du nouveau-né(2)

Cochez les réponses fausses - Attention, ce sont les réponses fausses qui sont à cocher.

- ❍ A. Un nouveau-né prématuré ne souffre pas
- ❍ B. La crème EMLA est un antidouleur chez le nouveau-né y compris chez le prématuré (37) pour autant qu'un minimum de précautions soit prise portant sur le nombre d'application (une par jour) et le temps de pose (de 30 à 60 minutes) (15 c)
- ❍ C. La ponction veineuse s'avère largement moins douloureuse que la ponction capillaire au talon même réalisée avec des dispositifs de ponction automatique
- ❍ D. La ponction veineuse s'avère largement plus douloureuse que la ponction capillaire au talon même réalisée avec des dispositifs de ponction automatique
- ❍ E. L'administration de sucre par voie orale associée ou non à la succion constitue un anti douleur

25. La direction générale de la santé a pour missions

- ❍ A. D'améliorer l'état de santé de la population
- ❍ B. De gérer les risques sanitaires, les alertes et les urgences sanitaires
- ❍ C. De préparer les projets d'établissement des hôpitaux
- ❍ D. D'assurer la préparation aux menaces exceptionnelles
- ❍ E. De nommer les directeurs de CHU

26. Les articles du code de la santé publique sont :

- ❍ A. Pour l'exercice de la profession infirmière : articles L. 4311-1 à 4311-29
- ❍ B. Pour les actes professionnels infirmiers : articles R. 4311-1 à R. 4311-1 à 4311-15
- ❍ C. Pour les règles professionnelles infirmières : articles R. 4312-1 à 4312-49
- ❍ D. L'article R. 4312-92 du Code de la santé publique prévoit que « Les articles R. 4126-1 à R. 4126-54 sont applicables aux infirmiers ». Les dispositions relatives à la procédure disciplinaire au sein de l'ordre des infirmiers sont donc identiques à celles des ordres médicaux
- ❍ E. Pour le haut conseil des professions paramédicales : articles D. 4381-1 à D. 4381-6

27. La filiation

- ❍ A. Pour la mère, il suffit que son nom apparaisse dans l'acte de naissance pour que la maternité soit établie
- ❍ B. Pour établir sa paternité, le père doit faire une reconnaissance (avant ou après la naissance de l'enfant)
- ❍ C. Pour établir sa maternité, une femme doit faire une reconnaissance (avant ou après la naissance de l'enfant)
- ❍ D. Lorsque les parents de l'enfant qui vient de naître sont mariés, la reconnaissance n'est pas nécessaire
- ❍ E. Depuis la réforme sur la filiation du 1er juillet 2006, la mère n'a plus besoin de reconnaître son enfant : le seul fait d'indication du nom de la mère dans l'acte établit la filiation à son égard

28. Légalement

- ❍ A. Les mères porteuses sont autorisées en France
- ❍ B. Les mères porteuses sont autorisées dans les DOM TOM
- ❍ C. La procréation médicalement assistée (PMA) reste aujourd'hui réservée aux couples hétérosexuels qui rencontrent des problèmes pour concevoir un enfant
- ❍ D. La procréation médicalement assistée (PMA) est à présent autorisée pour les couples homosexuels mariés
- ❍ E. La procréation médicalement assistée (PMA)n'est à toujours pas autorisée pour les couples homosexuels non mariés

29. Rôles et responsabilité des acteurs impliqués dans l'apprentissage de l'utilisation du raisonnement clinique pour conduire une démarche clinique infirmière, suite à l'élaboration d'un plan de soins individualisé

- ❍ A. Figurent dans une annexe de l'arrêté du 31 Juillet 2009 du programme de formation inclus dans le référentiel de formation infirmière pour déterminer ces rôles et responsabilité
- ❍ B. L'étudiante en soins infirmiers n'est pas concernée
- ❍ C. Le maître de stage est responsable de l'organisation et du suivi de l'encadrement de l'étudiante en stage
- ❍ D. Le rôle du tuteur dans la formation en stage : assure le suivi et la formation de l'étudiante
- ❍ E. Le rôle du professionnel de proximité. Le tuteur est responsable de l'encadrement pédagogique en stage

30. Le portofolio

- ❍ A. Le portofolio est un outil qui sert à mesurer la progression de l'étudiante en soins infirmiers en stage
- ❍ B. Le contenu du portofolio n'est pas pris en compte pour l'évaluation du diplôme d'état infirmier
- ❍ C. Le portofolio est un outil papier rempli par l'étudiante et partagé avec le tuteur et le formateur référent du suivi pédagogique
- ❍ D. Seul le cadre de santé de proximité exerçant dans le lieu de stage d'une étudiante en soins infirmiers est habilité à écrire dans le portofolio de l'étudiante en soins infirmiers
- ❍ E. Le portofolio doit être signé par le cadre supérieur du pôle d'activité dans lequel l'étudiante en soins infirmiers a effectué son stage

31. L'obtention du diplôme d'état infirmier (1)

- ❍ A. La démarche clinique ne fait plus partie d'une épreuve normative
- ❍ B. L'évaluation des connaissances et des capacités acquises conduisant au diplôme d'état est continue
- ❍ C. L'évaluation des connaissances et des capacités acquises conduisant au diplôme d'état est continue se déroule uniquement au cours du dernier semestre de la formation
- ❍ D. L'évaluation pour l'obtention du diplôme d'état infirmier comprend deux mises en situation professionnelles au cours de la deuxième année d'étude
- ❍ E. L'évaluation pour l'obtention du diplôme d'état infirmier comprend deux mises en situation professionnelles au cours de la troisième année d'étude

32. L'obtention du diplôme d'état infirmier (2)

- ❍ A. Au cours de la totalité de sa formation l'étudiante en soins infirmiers est soumise à 16 évaluations théoriques
- ❍ B. Au cours de la totalité de sa formation l'étudiante en soins infirmiers est soumise à 6 mises en situation professionnelles
- ❍ C. A l'issue de chacun des stages une évaluation des acquis de l'étudiante est effectuée
- ❍ D. Les évaluations de chacun des stages sont effectuées uniquement par les formateurs de l'IFSI parce qu'elles sont notées
- ❍ E. Si l'avis du cadre de proximité dans les services où l'étudiante a effectué ses stages est sollicité, il ne sera que consultatif

33. La formation en IFSI (1)

- ❍ A. La présence aux stages est obligatoire
- ❍ B. La présence aux cours théoriques est facultative
- ❍ C. La présence aux travaux dirigés est facultative
- ❍ D. Les actes techniques ne sont enseignés que dans les stages
- ❍ E. Les TPG signifient tests en pathologie générale

34. La formation en IFSI (2)

- ❍ A. Les aides-soignants et les auxiliaires de puériculture ayant été admis en IFSI sont dispensés des enseignements correspondant à la compétence 3 - UE 2. 10-S1 ; UE4-1S1 ; UE5.1.S1
- ❍ B. Les aides-soignants et les auxiliaires de puériculture ayant été admis en IFSI ne seront soumis qu'à 5 mises en situations professionnelles normatives

- C. L'épreuve écrite du diplôme d'État infirmier est définie officiellement comme un travail de fin d'études écrit et personnel d'intérêt professionnel choisi par l'étudiante en accord avec l'équipe enseignante
- D. L'épreuve écrite du diplôme d'état infirmier est une monographie
- E. L'épreuve écrite du diplôme d'état infirmier utilise une démarche de recherche

35. Obtention du diplôme d'état infirmier

- A. Les aides-soignants et les auxiliaires de puériculture ayant été admis en IFSI n'ont pas de TFE à écrire
- B. Il n'y a pas de redoublement possible si la note de 7/20 et inférieure à 7/20 est obtenue au TFE
- C. Le conseil de discipline peut mettre obstacle à l'obtention du diplôme d'état si la note de 7/20 et inférieure à 7/20 est obtenue au TFE
- D. Les étudiantes ayant validé les cinq premiers semestres de formation soit 150 crédits et ayant effectué la totalité des épreuves et des stages prévus pour la validation du semestre 6 sont autorisés à se présenter devant le jury régional d'attribution du diplôme d'État d'infirmier
- E. La réforme de la formation en soins infirmiers de 2009 a permis d'entrer dans le cadre du système Licence-Master-Doctorat (LMD) et de conférer le grade de licence au diplôme d'État d'Infirmier. Ce grade permet dorénavant de poursuivre un parcours en master et en doctorat

36. L'infirmière diplômée d'État

- A. Vous n'êtes pas habilitée pour installer et surveiller un nouveau-né placé dans un incubateur
- B. Vous n'êtes pas habilitée pour surveiller le régime alimentaire du nourrisson
- C. Vous pouvez assurer les soins de *nursing* à un enfant hospitalisé en médecine générale
- D. Vous devez justifier d'un exercice professionnel dans un service d'enfants hospitalisés pour pouvoir vous présenter au concours d'entrée dans une école de puériculture
- E. Vous n'êtes pas habilitée pour donner des soins à une nouvelle accouchée

37. Les règles professionnelles infirmières

- A. Figurent dans les articles R. 4312-1 à R. 4312-32 du code de la santé publique
- B. Figurent dans la partie réglementaire - professions de santé - livre III Auxiliaires médicaux - titre 1er - profession d'infirmier ou d'infirmières
- C. Ne concernent pas les infirmiers/infirmières exerçant dans la fonction publique territoriale
- D. Les articles concernant les infirmiers/infirmières exerçant en libéral sont les articles R. 4312-33 à R. 4312-48 du code de la santé publique
- E. L'autorisation d'exercer la profession infirmière pour les ressortissants d'un état membre de la communauté européenne ou partie de l'accord sur l'espace économique est délivrée par le Préfet de région après avis de la commission régionale

38. Le DPC

- A. Signifie développement professionnel continu
- B. Est recommandé pour tous les paramédicaux

- C. Est obligatoire pour tous les paramédicaux
- D. Le décret en Conseil d'état réformant le DPC des professionnels de santé vient en application de l'article 114 de la loi de santé du 26 janvier 2016
- E. L'ANDPC signifie Association nationale des professionnels concernés

39. La loi n°2016-41 du 26 juillet 2016 de modernisation de notre système de santé inclut :

- A. L'exercice en pratique avancée
- B. L'exercice professionnel des puéricultrices
- C. Les missions d'un CHU
- D. La lutte contre le tabagisme
- E. Le DPC

40. Les prescriptions

- A. Les infirmières peuvent prescrire des dispositifs médicaux pour le traitement de l'incontinence
- B. Les infirmières et les infirmiers sont habilités à prescrire des anti diabétiques
- C. Les infirmières peuvent prescrire des dispositifs médicaux pour perfusions à domicile
- D. Les infirmières et les infirmiers sont habilités à prescrire des vaccins contre la grippe
- E. L'infirmier ou l'infirmière est habilité à pratiquer l'injection du vaccin antigrippal

QROC

1. Qu'indique la loi de Dalton ?

2. Qu'indique la loi de Henry ?

3. Pourquoi est-il essentiel de connaître les oses constituant les différents glucides ?

4. Définir « forme galénique » du médicament.

5. Quel est l'intérêt pour une infirmière de savoir à quel moment de la grossesse s' effectuent.l'organogénèse et la morphogénèse ?

6. Une aide-soignante exerçant dans un EPADH peut-elle distribuer les médicaments aux résidents ?

7. Définir RCIU.

8. Quel est le risque majeur des diarrhées aiguës chez le nourrisson ?

9. Une personne du groupe sanguin A reçoit une transfusion sanguine d'un donneur du groupe B. Que va-t-il se passer ?

10. Expliquez la conséquence de la non fermeture du canal artériel dans les semaines qui suivent la naissance.

CORRIGÉS DU GROUPE D'EXERCICES N°2

QCM

1. Les éléments chimiques dans l'organisme

- ☑ B. Ne peuvent pas être décomposés en éléments plus simples
- ☑ C. Sont désignés par des lettres
- ☑ E. O désigne l'oxygène

2. La natrémie

- ☑ A. Indique la concentration sanguine en sodium, soit 135 145 mol L1

3. Les glandes endocrines

- ☑ A. L'hypophyse s'appelle également glande pituitaire
- ☑ B. L'adénohypophyse fait partie de l'hypophyse
- ☑ D. La LH règle les activités reproductrices de l'homme et de la femme
- ☑ E. L'ACTH règle les activités des corticosurrénales

4. Les groupes sanguins

- ☑ A. Le groupe sanguin A comme donneur est compatible avec le groupe A
- ☑ B. Le groupe sanguin A comme receveur est compatible avec le groupe O
- ☑ C. Le groupe sanguin AB comme receveur est compatible avec les groupes A, B, AB, O

5. Les valvules du cœur

- ☑ A. La valvule tricuspide est située entre l'oreillette droite et le ventricule droit
- ☑ C. La valvule mitrale est située entre l'oreillette gauche et le ventricule gauche

6. Le cœur

- ☑ B. La communication inter auriculaire survient lorsque le foramen ovale situé entre les oreillettes du cœur du fœtus ne se referme pas à la naissance
- ☑ C. La communication inter ventriculaire est causée par la fermeture incomplète du septum ventriculaire
- ☑ D. Le rétrécissement valvulaire est une sténose d'une des valvules qui règlent le flux sanguin dans le cœur
- ☑ E. Le rétrécissement valvulaire est une complication possible du rhumatisme articulaire aigu

7. Le métabolisme

- ☑ A. Comprend l'anabolisme et le catabolisme
- ☑ D. le métabolisme correspond à l'ensemble des réactions chimiques qui s'effectuent dans l'organisme
- ☑ E. Grâce à l'anabolisme des oses sont convertis en polyosides

8. Les composants anormaux dans l'urine sont

- ☑ A. L'albumine
- ☑ B. Le glucose
- ☑ C. Les hématies
- ☑ E. Les leucocytes

9. Les génériques

- ☑ A. Sont des médicaments dont la licence (brevet) date de plus de vingt ans
- ☑ B. Est une copie conforme en qualité et en quantité de la spécialité originale
- ☑ D. N'importe quel laboratoire peut fabriquer et commercialiser un générique
- ☑ E. Les hôpitaux utilisent largement les génériques

10. L'insuline

- ☑ B. Est une hormone hypoglycémiante

11. Glucose fœtal

- ☑ A. Est d'origine maternelle
- ☑ D. Une partie du glucose est utilisé par le foetus
- ☑ E. Une partie du glucose est utilisé par le placenta lui-même

12. Le coffre des toxiques

- ☑ A. Doit être banalisé
- ☑ B. Doit être fermé à clé
- ☑ C. Les clés sont sous la responsabilité du cadre infirmier
- ☑ D. Contient les stupéfiants - le registre des stupéfiants - les ordonnances des stupéfiants

13. Les traitements de l'incontinence urinaire

- ☑ A. Les antispasmodiques atropiniques permettent de réduire les contractions de la vessie
- ☑ B. L'électrostimulation consiste à insérer une électrode dans le vagin pour stimuler et modifier les muscles du périnée
- ☑ C. L'énurésie est une incontinence urinaire
- ☑ D. L'incontinence urinaire peut être due au diabète
- ☑ E. Les hommes peuvent souffrir d'incontinence urinaire

14. Les antiépileptiques

- ☑ A. Ont pour but de limiter la souffrance cérébrale et d'éviter ainsi les manifestations épileptiques
- ☑ B. L'antiépileptique majeur de référence est la Dépakine
- ☑ D. Le valium est anticonvulsivant
- ☑ E. Le valium fait partie des benzodiazépines

15. Le traitement de la maladie d'Alzheimer

- ☑ B. Les anticholinesthériques améliorent provisoirement la mémoire
- ☑ C. L'Ebixa® est un antagonisme des récepteurs glutaminergiques
- ☑ D. Les moyens de surveillance du traitement sont : l'examen neuropsychologique-la surveillance biologique

16. L'échographie a pour buts :

- ☑ A. La détermination du terme de la grossesse
- ☑ B. La surveillance de la croissance fœtale
- ☑ C. L'appréciation de la mobilité fœtale

- ☑ D. Le dépistage d'anomalies
- ☑ E. Le sexe de l'enfant

17. Les mutilations sexuelles

- ☑ C. L'infibulation : est le rétrécissement de l'orifice vaginal par recouvrement, réalisé en sectionnant et en repositionnant les petites lèvres, ou les grandes lèvres, parfois par suture, avec ou sans ablation du clitoris (clitoridectomie)

18. L'exercice infirmier
Cochez les réponses fausses - Attention, ce sont les réponses fausses qui sont à cocher.

- ☑ A. L'infirmière peut déléguer des soins à une aide-soignante
- ☑ B. L'infirmière peut déléguer des soins à une auxiliaire de puériculture
- ☑ C. L'infirmière est le supérieur hiérarchique des aides-soignantes et des auxiliaires de puériculture
- ☑ D. Le médecin coordonnateur d'un pôle d'activité dans un CHU est le supérieur hiérarchique des infirmiers exerçant dans ce pôle

19. Les critères d'évaluation d'adaptation du nouveau-né à la vie extra-utérine sont :

- ☑ A. Inscrits dans le score d'Apgar
- ☑ B. Les battements cardiaques
- ☑ D. Les mouvements respiratoires
- ☑ E. Le tonus musculaire

20. Le score de SILVERMAN

- ☑ A. Permet d'évaluer une détresse respiratoire
- ☑ C. Comporte 5 critères notés chacun 0-1-2
- ☑ E. Un nouveau-né en détresse respiratoire a un score se rapprochant de 10

21. Quelle quantité de lait faire boire à un nourrisson qui vomit et souffre de diarrhées aiguës

- ☑ A. Arrêter de faire boire ce nourrisson

22. L'évaluation de la douleur

- ☑ A. EDIN signifie échelle de douleur et d'inconfort du nouveau-né
- ☑ D. L'échelle visuelle analogique EVA est un moyen d'évaluer la douleur
- ☑ E. L'échelle des visages est un moyen d'évaluer la douleur

23. La douleur du nouveau-né (1)

- ☑ B. La crème EMLA est un antidouleur chez le nouveau-né y compris chez le prématuré (37) pour autant qu'un minimum de précautions soit prise portant sur le nombre d'application (une par jour) et le temps de pose (de 30 à 60 minutes) (15c)
- ☑ C. La ponction veineuse s'avère largement moins douloureuse que la ponction capillaire au talon même réalisée avec des dispositifs de ponction automatique
- ☑ E. L'administration de sucre par voie orale associée ou non à la succion constitue un anti douleur

24. La douleur du nouveau-né(2)
Cochez les réponses fausses - Attention, ce sont les réponses fausses qui sont à cocher.

☑ A. Un nouveau-né prématuré ne souffre pas

☑ D. La ponction veineuse s'avère largement plus douloureuse que la ponction capillaire au talon même réalisée avec des dispositifs de ponction automatique

25. La direction générale de la santé a pour missions

☑ A. D'améliorer l'état de santé de la population

☑ B. De gérer les risques sanitaires, les alertes et les urgences sanitaires

☑ D. D'assurer la préparation aux menaces exceptionnelles

26 Les articles du code de la santé publique sont :

☑ A. Pour l'exercice de la profession infirmière : articles L. 4311-1 à 4311-29

☑ B. Pour les actes professionnels infirmiers : articles R. 4311-1 à R. 4311-1 à 4311-15

☑ C. Pour les règles professionnelles infirmières : articles R. 4312-1 à 4312-49

☑ D. L'article R. 4312-92 du Code de la santé publique prévoit que « Les articles R. 4126-1 à R. 4126-54 sont applicables aux infirmiers ».Les dispositions relatives à la procédure disciplinaire au sein de l'ordre des infirmiers sont donc identiques à celles des ordres médicaux

☑ E. Pour le haut conseil des professions paramédicales : articles D. 4381-1 à D. 4381-6

27. La filiation

☑ A. Pour la mère, il suffit que son nom apparaisse dans l'acte de naissance pour que la maternité soit établie

☑ D. Lorsque les parents de l'enfant qui vient de naître sont mariés, la reconnaissance n'est pas nécessaire

☑ E. Depuis la réforme sur la filiation du 1er juillet 2006, la mère n'a plus besoin de reconnaître son enfant : le seul fait d'indication du nom de la mère dans l'acte établit la filiation à son égard

28. Légalement

☑ C. La procréation médicalement assistée (PMA) reste aujourd'hui réservée aux couples hétérosexuels qui rencontrent des problèmes pour concevoir un enfant

☑ E. La procréation médicalement assistée (PMA) n'est à toujours pas autorisée pour les couples homosexuels non mariés

29. Rôles et responsabilité des acteurs impliqués dans l'apprentissage de l'utilisation du raisonnement clinique pour conduire une démarche clinique infirmière, suite à l'élaboration d'un plan de soins individualisé

☑ A. Figurent dans une annexe de l'arrêté du 31 Juillet 2009 du programme de formation inclus dans le référentiel de formation infirmière pour déterminer ces rôles et responsabilité

☑ C. Le maître de stage est responsable de l'organisation et du suivi de l'encadrement de l'étudiante en stage

30. Le portofolio

☑ A. Le portofolio est un outil qui sert à mesurer la progression de l'étudiante en soins infirmiers en stage

31. L'obtention du diplôme d'état infirmier (1)

☑ B. L'évaluation des connaissances et des capacités acquises conduisant au diplôme d'état est continue

☑ D. L'évaluation pour l'obtention du diplôme d'état infirmier comprend deux mises en situation professionnelles au cours de la deuxième année d'étude

☑ E. L'évaluation pour l'obtention du diplôme d'état infirmier comprend deux mises en situation professionnelles au cours de la troisième année d'étude

32. L'obtention du diplôme d'état infirmier (2)

☑ A. Au cours de la totalité de sa formation l'étudiante en soins infirmiers est soumise à 16 évaluations théoriques

☑ B. Au cours de la totalité de sa formation l'étudiante en soins infirmiers est soumise à 6 mises en situation professionnelles

☑ C. A l'issue de chacun des stages une évaluation des acquis de l'étudiante est effectuée

33. La formation en IFSI (1)

☑ A. La présence aux stages est obligatoire

☑ B. La présence aux cours théoriques est facultative

34. La formation en IFSI (2)

☑ A. Les aides-soignants et les auxiliaires de puériculture ayant été admis en IFSI sont dispensés des enseignements correspondant à la compétence 3 - UE 2. 10-S1 ; UE4-1S1 ; UE5.1.S1

☑ C. L'épreuve écrite du diplôme d'état infirmier est définie officiellement comme un travail de fin d'études écrit et personnel d'intérêt professionnel choisi par l'étudiante en accord avec l'équipe enseignante

☑ E. L'épreuve écrite du diplôme d'état infirmier utilise une démarche de recherche

35. L'obtention du diplôme d'état infirmier

☑ D. Les étudiantes ayant validé les cinq premiers semestres de formation soit 150 crédits et ayant effectué la totalité des épreuves et des stages prévus pour la validation du semestre 6 sont autorisés à se présenter devant le jury régional d'attribution du diplôme d'État d'infirmier

☑ E. La réforme de la formation en soins infirmiers de 2009 a permis d'entrer dans le cadre du système Licence-Master-Doctorat (LMD) et de conférer le grade de licence au diplôme d'État d'Infirmier. Ce grade permet dorénavant de poursuivre un parcours en master et en doctorat

36. L'infirmière diplômée d'État

☑ C. Vous pouvez assurer les soins de *nursing* à un enfant hospitalisé en médecine générale

☑ E. Vous n'êtes pas habilitée pour donner des soins à une nouvelle accouchée

37. Les règles professionnelles infirmières

☑ A. Figurent dans les articles R. 4312-1 à R. 4312-32 du code de la santé publique

☑ B. Figurent dans la partie réglementaire - professions de santé - livre III Auxiliaires médicaux - titre 1er - profession d'infirmier ou d'infirmières

☑ D. Les articles concernant les infirmiers/infirmières exerçant en libéral sont les articles R. 4312-33 à R. 4312-48 du code de la santé publique

☑ E. L'autorisation d'exercer la profession infirmière pour les ressortissants d'un état membre de la communauté européenne ou partie de l'accord sur l'espace économique est délivré par le Préfet de région après avis de la commission régionale

38. Le DPC

☑ A. Signifie développement professionnel continu

☑ C. Est obligatoire pour tous les paramédicaux

☑ D. Le décret en Conseil d'état réformant le DPC des professionnels de santé vient en application de l'article 114 de la loi de santé du 26 janvier 2016

39. La loi n°2016-41 du 26 juillet 2016 de modernisation de notre système de santé inclut :

☑ A. L'exercice en pratique avancée

☑ C. Les missions d'un CHU

☑ D. La lutte contre le tabagisme

☑ E. Le DPC

40. Les prescriptions

☑ A. Les infirmières peuvent prescrire des dispositifs médicaux pour le traitement de l'incontinence

☑ C. Les infirmières peuvent prescrire des dispositifs médicaux pour perfusions à domicile

☑ D. Les infirmières et les infirmiers sont habilités à prescrire des vaccins contre la grippe

QROC

1. Qu' indique la loi de Dalton ?

Chaque gaz présent dans un mélange de gaz exerce sa propre pression comme si les autres gaz n'étaient pas présents.

2. Qu'indique la loi de Henry ?

Le volume d'un gaz qui se dissout dans un liquide est proportionnel à la pression partielle du gaz et à son coefficient de solubilité, lorsque la température est constante.

3. Pourquoi est-il essentiel de connaître les oses constituant les différents glucides ?

Pour comprendre les principes des régimes prescrits aux enfants intolérants à différents glucides.
Exemple : un enfant intolérant au fructose ne pourra pas consommer de saccharose, celui-ci étant composé de glucose et de fructose.

4. Définir « forme galénique » du médicament.

La forme galénique est la présentation la mieux adaptée au traitement d'un patient.La forme galénique est déterminée par :

- le choix de la forme d'administration ;
- les caractéristiques physico-chimiques de la molécule ;
- la quantité à administrer ;

- l'âge du patient ;
- la vitesse d'action désirée.

5. Quel est l'intérêt pour une infirmière de savoir à quel moment de la grossesse s'effectuent l'organogénèse et la morphogénèse ?

L'organogenèse et la morphogénèse s'effectuent au cours de la période embryonnaire donc depuis la fécondation jusqu'à la fin du 2e mois de grossesse. Cette période est particulièrement critique car il y a risque de constitution de malformations provoquées par des médicaments - des irradiations...

6. Une aide-soignante exerçant dans un EPADH peut-elle distribuer les médicaments aux résidents ?

Oui dès lors que le geste est considéré comme un acte de vie courante.

Oui si le médecin prescripteur laisse cet acte à l'initiative de la personne jugée capable d'accomplir elle-même ce geste du fait de la nature du médicament.

Oui mais cela n'exclut pas la responsabilité de l'infirmière qui est chargée d'encadrer l'aide-soignante avec qui elle collabore, mais cela précise que les responsabilités des soignants participant au projet de soin de la personne peuvent être engagées.

7. Définir RCIU

RCIU signifie retard de croissance intra utérin.

Le RCIU peut être asymétrique/dysharmonieux et dans ce cas il y a un déficit pondéral, la taille et le périmètre crânien sont proches de la moyenne pour l'âge gestationnel - La croissance fœtale n'a été perturbée que de façon tardive.

Le RCIU peut être symétrique/harmonieux et dans ce cas le retentissement est à peu près homogène sur les 3 paramètres habituels de la croissance : le poids - la taille-le périmètre crânien - La croissance fœtale a été perturbée de façon précoce.

Un nouveau-né présentant un RCIU peut être né à terme ou prématurément.

En école de puériculture seront étudiées les courbes françaises de LEROY-LEFORT.

8. Quel est le risque majeur des diarrhées aiguës chez le nourrisson ?

Le risque majeur des diarrhées aiguës chez le nourrisson est la déshydratation par perte d'eau et d'électrolytes

9. Une personne du groupe sanguin A reçoit une transfusion sanguine d'un donneur du groupe B. Que va-t-il se passer ?

Le sang du receveur du groupe A contient des agglutinogènes A et des agglutinines b

Le sang du donneur du groupe B contient des agglutinogènes B et des agglutines a

D'abord les agglutinines b présents dans le plasma du receveur s'attaquent aux agglutinogènes B des hématies du donneur, ce qui provoque l'hémolyse des hématies.

Puis les agglutines a présentes dans le plasma du donneur s'attaquent aux agglutinogènes A des hématies du receveur aggravant l'hémolyse des hématies du receveur

10. Expliquez la conséquence de la non fermeture du canal artériel dans les semaines qui suivent la naissance.

Le sang s'écoule de l'aorte dans l'artère pulmonaire, où la pression est moins élevée, ce qui entraîne une surcharge de travail pour les ventricules et le coeur.

CONCOURS BLANC N°3

40 QCM - 10 QROC

Temps de l'épreuve : 1 h 30 min

QCM

Pour chaque QCM au moins une des réponses proposées est exacte.

1. La physiologie étudie

- ❍ A. L'étude de la structure du corps et des relations physiques entre ses différents constituants
- ❍ B. L'étude du fonctionnement des systèmes
- ❍ C. L'étude des anomalies
- ❍ D. L'étude de la façon dont les anomalies affectent les fonctions du corps entraînant souvent une maladie

2. Le plasma est constitué d'eau dans laquelle se trouvent des substances dissoutes ou en suspension, ce sont

- ❍ A. Des nutriments absorbés dans le tube digestif
- ❍ B. De l'oxygène absorbé dans les poumons
- ❍ C. Des substances chimiques synthétisées par les cellules du corps comme les hormones
- ❍ D. Des matériaux de dégradation produits par toutes les cellules, éliminés hors du corps par excrétion

3. Les érythrocytes sont également appelés

- ❍ A. Globules rouges
- ❍ B. Hématies
- ❍ C. Thrombocytes
- ❍ D. Plaquettes

4. La sédation profonde et continue

- ❍ A. Fait partie de la loi du 2 février 2016
- ❍ B. L'article L. 1110-5-2 de la loi du 2 février 2016 légalise l'euthanasie active
- ❍ C. À la demande du patient, la sédation profonde et continue peut être mise à son domicile, dans un établissement de santé ou un établissement mentionné au 6° du 1 de l'article L 312-1 du code de l'action sociale et des familles
- ❍ D. N'est pas de l'euthanasie active

5. Établissements mentionnés au 6° du 1 de l'article L. 312-1 du code de l'action sociale et des familles

- ❍ A. L'article L. 312-1 fait partie du code pénal
- ❍ B. L'article L. 312-1 s'inscrit dans le code de l'action sociale et des familles
- ❍ C. Les établissements mentionnés au 6° du 1 de l'article L. 312-1 du code de l'action sociale et des familles sont ceux accueillent des personnes âgées ou qui leur apportent à domicile une assistance dans les actes quotidiens de la vie, des prestations de soins ou une aide à l'insertion sociale
- ❍ D. Les établissements mentionnés au 6° du 1 de l'article L. 312-1 du code de l'action sociale et des familles inclus les structures d'accueil des jeunes enfants

6. Les lois du 22 avril 2005 et du 2 février 2016

- ❍ A. Les lois du 22 avril 2005 et du 2 février 2016 sont complémentaires
- ❍ B. Alors que la loi du 22 avril 2005 interdit l'euthanasie active, la loi du 2 février 2016 autorise cette l'euthanasie active
- ❍ C. Tous les principes qui organisent la prise en charge du patient et notamment de la personne en fin de vie figurant dans la loi 22 avril 2005 sont repris dans la loi du 2 février 2016
- ❍ D. la loi du 2 février 2016 introduit la sédation profonde et continue

7. Le respect de la dignité de la personne malade

- ❍ A. Figure dans la loi n°2002-303
- ❍ B. S'inscrit dans l'article L. 1110-2 de la loi n°2002-303
- ❍ C. La loi n° 2002-303 ne concerne que les résidents en EHPAD
- ❍ D. Le respect de la dignité de la personne malade ne figure dans aucune loi

8. L'accès au dossier médical

- ❍ A. L'accès au dossier médical n'est possible que par le médecin traitant du patient figurant dans ce dossier
- ❍ B. Depuis 2002, toute personne peut consulter directement son dossier médical
- ❍ C. Depuis 2002, toute personne peut accéder aux informations figurant dans son dossier médical par l'intermédiaire de son médecin traitant
- ❍ D. Le Médecin traitant d'un malade n'est pas soumis au secret professionnel concernant le contenu du dossier médical d'un patient

9. La personne de confiance (1)

- ❍ A. La personne de confiance figure dans la loi du 2 février 2016
- ❍ B. Toute personne peut désigner une personne de confiance qui sera consultée au cas où elle-même serait hors d'état d'exprimer sa volonté
- ❍ C. Seuls les parents, de la personne ou le conjoint de cette personne peuvent être désignés comme personne de confiance
- ❍ D. Dans un couple homosexuel marié les 2 mariés peuvent être désignés comme personne de confiance

10. La personne de confiance (2)

- ❍ A. La personne de confiance peut pratiquer l'euthanasie active sur la personne qui l'a désignée comme personne de confiance

- B. L'arrêt de l'hydratation et la nutrition artificielles peuvent être suggérées par la personne de confiance désignée par le patient
- C. L'arrêt de l'hydratation et la nutrition artificielles peuvent être suggérées par la personne de confiance désignée par le patient, mais cet arrêt ne pourra être effectif qu'à la suite d'une décision collégiale définie par voie réglementaire
- D. Un pédiatre a le droit de « débrancher »un nourrisson dans le coma si les parents de ce nourrisson si opposent

11. CRUQPC

- A. CRUQPC signifie "commission des représentants des usagers et qualité de la prise en charge"
- B. CRUQPC signifie "conseil des représentants des usagers et qualité de la prise en charge"
- C. CRUQPC signifie "conseil régional des usagers et qualité de la prise en charge"
- D. CRUQPC signifie "création régional d'une unité vérifiant qualité de la prise en charge"

12. L'osmose

- A. L'osmose renvoie spécifiquement au mouvement de l'eau dans le sens de son gradient de concentration
- B. La force faisant que l'osmose se produit est appelée pression oncotique
- C. Pression oncotique et pression osmotique sont synonymes
- D. A travers la membrane cellulaire l'eau passe du milieu le moins concentré en électrolytes vers le milieu de plus concentré en électrolytes

13. Transport de l'oxygène dans le sang

- A. Physiologiquement un sang riche en oxygène circule dans l'aorte, les veines pulmonaires
- B. Physiologiquement dans un sang riche en Oxygène, celui-ci se trouve sous forme d'hémoglobine et d'Oxygène dissous
- C. Physiologiquement dans un sang riche en gaz carbonique, il n'y a pas d'Oxygène dissout
- D. Physiologiquement les échanges gazeux entre les poumons et le sang s'effectuent par diffusion à travers les parois des alvéoles et des capillaires

14. L'Eupnée

- A. Est synonyme d'apnée
- B. Correspond à la respiration normale
- C. Comprend l'inspiration et l'expiration
- D. Durant l'eupnée la pression intra pleurale est toujours inférieure à la pression atmosphérique totale qui est de 760 mm Hg

15. Structure du cœur (1)

- A. Le péricarde est une des trois couches tissulaires du cœur
- B. Le péricarde est une des deux couches tissulaires du cœur
- C. Le sac externe du péricarde est fait de tissu fibreux
- D. Le sac interne du péricarde est fait d'une double couche de membrane séreuse

16. Structure du cœur (2)

- ❍ A. L'endocarde tapisse l'intérieur du myocarde
- ❍ B. L'endocarde tapisse l'extérieur du myocarde
- ❍ C. L'endocarde recouvre les valvules du cœur
- ❍ D. L'endocarde est la couche extérieure du cœur

17. Les cavités cardiaques

- ❍ A. L'oreillette droite est en relation avec les veines caves, supérieure et inférieure
- ❍ B. Le ventricule droit communique avec les artères pulmonaires, droite et gauche
- ❍ C. L'oreillette gauche est en relation avec les quatre veines pulmonaires
- ❍ D. Le ventricule gauche communique avec l'aorte

18. Définitions

- ❍ A. L'arythmie s'applique à toutes les anomalies ou irrégularités du cœur
- ❍ B. Le bloc cardiaque est une forme grave d'arythmie
- ❍ C. Lors d'un flutter auriculaire, le rythme auriculaire est inférieur à 50 battements par minute
- ❍ D. Il n'y a pas de différence dans la gravité d'une fibrillation auriculaire et d'une fibrillation ventriculaire

19. Vaccinations

- ❍ A. L'OMS estime que pour certaines maladies il est nécessaire que 80% de la population minimum soit vaccinée pour que la protection collective soit efficace
- ❍ B. Pour la rougeole au moins 95% de la population doit être vaccinée pour que la protection collective soit efficace
- ❍ C. Les nouvelles obligations seront exigées pour les enfants nés après le 1er janvier 2018 à partir du 1er juin 2018. Pour les enfants nés avant le 1er janvier, le contrôle continuera de porter sur la vaccination DTP
- ❍ D. La majorité des soignants se vaccine chaque année contre la grippe notamment ceux qui travaillent en EHPAD

20. Problème de santé publique

- ❍ A. Le tabac est un problème de santé publique
- ❍ B. Le tabagisme est un problème de santé publique
- ❍ C. Le vin est un problème de santé publique
- ❍ D. Le champagne est un problème de santé publique

21. Test de paternité

- ❍ A. Un test de paternité consiste à analyser l'ADN de deux personnes dans le but d'établir un lien de parenté génétique avec les conséquences juridiques qui peuvent en découler
- ❍ B. En France tout homme peut faire faire un test de paternité
- ❍ C. En France un test de paternité peut uniquement être réalisé dans le cadre d'une procédure judiciaire et après la naissance
- ❍ D. En France, une femme doit prouver qu'elle est bien la génitrice de l'enfant qu'elle vient de mettre au monde

22. Nouveau-né de mère diabétique
Quelles sont les complications à rechercher chez un nouveau- né de mère diabétique ?

- ❍ A. L'hypoglycémie
- ❍ B. L'hyperglycémie
- ❍ C. L'hypocalcémie
- ❍ D. L'insuffisance cardiaque

23. Nouveau-né à risques
Quelles sont les complications à redouter chez un nouveau-né hypotrophique ?

- ❍ A. L'hypothermie
- ❍ B. Thrombocytose
- ❍ C. L'hypoglycémie
- ❍ D. L'hypocalcémie

24. Vocabulaire

- ❍ A. La thrombopénie est la diminution anormale du nombre de plaquettes dans le sang
- ❍ B. La thrombocytose est la diminution anormale du nombre de plaquettes dans le sang
- ❍ C. La thrombocytose (ou hyperplaquettose, ou encore thrombocytémie, est une anomalie de l'hémogramme caractérisée par une augmentation du nombre de plaquettes circulantes
- ❍ D. La thrombopénie est l'augmentation anormale du nombre de plaquettes dans le sang

25. Le diagnostic clinique de grossesse est confirmé par :

- ❍ A. Un dosage des HCG plasmatique
- ❍ B. Et/ou une échographie pelvienne
- ❍ C. Une radioscopie pulmonaire
- ❍ D. La présence d'albumine dans les urines

26. La grossesse

- ❍ A. Est l'état de la femme enceinte
- ❍ B. Elle commence avec la fécondation et se termine avec l'accouchement
- ❍ C. C'est la gestation.
- ❍ D. Lorsqu'on parle d'âge gestationnel, on s'exprime en semaines d'aménorrhée révolues

27. L'appareil reproducteur de l'homme comprend :

- ❍ A. Le scrotum
- ❍ B. L'urètre
- ❍ C. Le clitoris
- ❍ D. Les canaux éjaculateurs

28. Les organes génitaux externes chez la femme comprennent

- ❍ A. La vulve
- ❍ B. Le clitoris

- C. L'utérus
- D. Le vagin

29. Le syndrome de TURNER

Dominique souffre d'un syndrome de Turner

- A. Le caryotype de Dominique est XO
- B. Le caryotype de Dominique est XXY
- C. Seules les filles peuvent être atteintes du syndrome de Turner
- D. Le syndrome de Turner se transmet sur un mode autosomique dominant

30. La PACES

- A. Signifie : Première Année Commune des Etudes de Santé
- B. C'est la même chose que le PACS
- C. Les infirmiers n'auront plus à passer les épreuves du concours de fin de première année commune aux études de santé (PACES) pour suivre des études médicales, odontologiques, pharmaceutiques ou de sage-femme. Sous certaines conditions, ils pourront en effet accéder directement en deuxième ou troisième année d'études comme le précise l'arrêté du 24 mars 2017 publié au Journal officiel le 21 avril 2017
- D. C'est au cours de la grande conférence de sante du 11 février 2016.que la décision de ne plus avoir à passer les épreuves du concours de la PASS a été prise

31. Hiérarchie à l'hôpital

- A. Dans un hôpital l'infirmier est le supérieur hiérarchique de l'auxiliaire de puériculture
- B. Dans un hôpital le médecin chef de pôle est le supérieur hiérarchique des infirmiers et des cadres de santé
- C. Dans un CHU le Directeur général peut déléguer à un directeur
- D. Dans un hôpital le médecin chef de pôle est le supérieur hiérarchique des auxiliaires de puériculture

32. Concept de pratiques avancées

- A. Ce concept figure dans la loi de santé parue au JO du 27 janvier 2016
- B. Les domaines d'intervention en pratique avancée peuvent comporter des activités d'orientation, d'éducation, de prévention ou de dépistage
- C. Les domaines d'intervention en pratique avancée peuvent comporter des actes d'évaluation et de conclusion clinique, des actes techniques et des actes de surveillance clinique et paraclinique
- D. Les domaines d'intervention en pratique avancée peuvent comporter des prescriptions de produits de santé non soumis à prescription médicale obligatoire, des prescriptions d'examens complémentaires et des renouvellements ou adaptations de prescriptions médicales

33. Les pôles d'activité clinique et médico technique

Font partie des pôles d'activité clinique et médico technique :

- A. Le praticien responsable de chacune des structures internes composant le pôle
- B. Le cadre supérieur de santé, la sage-femme cadre supérieur ou, à défaut, le cadre de santé ou la sage-femme cadre ainsi que le cadre administratif qui assistent le responsable du pôle

- C. Les cadres supérieurs de santé ou les sages-femmes cadres supérieurs qui assurent l'encadrement de plusieurs cadres
- D. Le cadre de santé ou la sage- femme cadre qui assure l'encadrement du personnel dans chacune des structures internes du pôle

34. La gale

- A. Maladie qui a complètement disparu de la métropole alors qu'elle est encore présente dans les DOMTOM
- B. Maladie provoquée par un champignon
- C. La gale se nomme également scabiose
- D. N'est pas contagieuse

35. Le Myxœdème

- A. Le Myxœdème est provoqué par une insuffisance des sécrétions d'hormones thyroïdiennes
- B. Le Myxœdème est provoqué par une hypersécrétion d'hormones thyroïdiennes
- C. Myxœdème et Basedow sont synonymes
- D. Le dépistage de l'hypothyroïdie congénitale fait partie des examens de dépistage systématique à la naissance

36. L'atrésie de l'œsophage

- A. Il existe 5 types d'atrésies de l'œsophage ; tous sauf un impliquent des fistules trachéo - œsophagiennes
- B. Les manifestations cliniques comprennent l'hypersialorrhée, la toux et la cyanose lors des tentatives d'alimentation et la pneumonie par inhalation.
- C. Le nouveau-né porteur d'une atrésie de l'œsophage prend du poids normalement
- D. Malformation constituant une urgence chirurgicale

37. La MEOPA

- A. MEOPA signifie mélange équimolaire oxygène protoxyde d'azote
- B. Son utilisation impose une anesthésie générale
- C. Son utilisation fait partie des actes inscrits dans le rôle propre de l'infirmière
- D. Ce mélange n'est jamais utilisé chez l'enfant

38. La ponction lombaire

- A. Le puériculteur est autorisé à pratiquer des ponctions lombaires
- B. La puéricultrice n'est pas autorisée à pratiquer des ponctions lombaires
- C. L'infirmier anesthésiste diplôme d'état peut prendre l'initiative de pratiquer une ponction lombaire
- D. Le cadre de santé infirmier diplômé d'état peut prendre l'initiative de pratiquer une ponction lombaire

39. Le médiator

- A. Le Médiator est un médicament commercialisé en 1976 par les laboratoires Servier. Sa principale molécule active est le benfluorex
- B. Le Médiator est un médicament prescrit dans le cadre du diabète chez les patients qui présentent des problèmes d'obésité. Il est vendu sous forme de comprimé et s'administre par voie orale

- ❍ C. C'était un médicament contre le diabète vendu ensuite comme un coupe-faim
- ❍ D. En 2007, au CHU de Brest, Irène Frachon observe des lésions cardiaques sur des patients ayant pris du Médiator

40. Le monoxyde de carbone

- ❍ A. Sent le bois brulé
- ❍ B. Un incendie s'accompagne toujours d'un important dégagement de CO
- ❍ C. Une exposition au CO durant la grossesse ne touche pas que la mère: elle peut provoquer la mort du fœtus ou des malformations surtout au niveau du squelette et du système nerveux
- ❍ D. En cas d'exposition à une concentration très importante de CO, il peut y avoir d'emblée un arrêt respiratoire

QROC

1. Que désigne le syndrome de Turner ?

2. Citer au moins 5 grands scandales sanitaires dans l'Hexagone depuis 1945.

3. Quels sont les examens pratiqués lors du dépistage néonatal ?

4. Pourquoi un enfant porteur d'une atrésie de l'œsophage même si cette atrésie n'est pas associée à une fistule trachéo- œsophagienne ?

5. Qu'est-ce qui a été modifié dans la nouvelle formule du Levothyrox et qui a déclenché une polémique en 2017 ?

6. Pourquoi le médiator a t-il été retiré du marché ?

7. Origine de l'oxyde de carbone.

8. Qu'est-ce qu'un système de santé ?

9. En France quels sont les cinq acteurs du système de santé ?

10. De quoi est chargé l'ASE ?

CORRIGÉS DU GROUPE D'EXERCICES N°3

QCM

1. La physiologie étudie

☑ B. L'étude du fonctionnement des systèmes

2. Le plasma est constitué d'eau dans laquelle se trouvent des substances dissoutes ou en suspension, ce sont

☑ A. Des nutriments absorbés dans le tube digestif

☑ B. De l'oxygène absorbé dans les poumons

☑ C. Des substances chimiques synthétisées par les cellules du corps comme les hormones

☑ D. Des matériaux de dégradation produits par toutes les cellules, éliminés hors du corps par excrétion

3. Les érythrocytes sont également appelés

☑ A. Globules rouges

☑ B. Hématies

4. La sédation profonde et continue

☑ A. Fait partie de la loi du 2 février 2016

☑ C. À la demande du patient, la sédation profonde et continue peut être mise à son domicile, dans un établissement de santé ou un établissement mentionné au 6° du 1 de l'article L 312-1 du code de l'action sociale et des familles

☑ D. N'est pas de l'euthanasie active

5. Établissements mentionnés au 6° du 1 de l'article L. 312-1 du code de l'action sociale et des familles

☑ B. L'article L. 312-1 s'inscrit dans le code de l'action sociale et des familles

☑ C. Les établissements mentionnés au 6° du 1 de l'article L. 312-1 du code de l'action sociale et des familles sont ceux accueillent des personnes âgées ou qui leur apportent à domicile une assistance dans les actes quotidiens de la vie, des prestations de soins ou une aide à l'insertion sociale

6. Les lois du 22 avril 2005 et du 2 février 2016

☑ A. Les lois du 22 avril 2005 et du 2 février 2016 sont complémentaires

☑ C. Tous les principes qui organisent la prise en charge du patient et notamment de la personne en fin de vie figurant dans la loi 22 avril 2005 sont repris dans la loi du 2 février 2016

☑ D. la loi du 2 février 2016 introduit la sédation profonde et continue

7. Le respect de la dignité de la personne malade

☑ A. Figure dans la loi n°2002-303

☑ B. S'inscrit dans l'article L. 1110-2 de la loi n°2002-303

8. L'accès au dossier médical

- ☑ B. Depuis 2002, toute personne peut consulter directement son dossier médical
- ☑ C. Depuis 2002, toute personne peut accéder aux informations figurant dans son dossier médical par l'intermédiaire de son médecin traitant

9. La personne de confiance (1)

- ☑ A. La personne de confiance figure dans la loi du 2 février 2016
- ☑ B. Toute personne peut désigner une personne de confiance qui sera consultée au cas où elle-même serait hors d'état d'exprimer sa volonté
- ☑ D. Dans un couple homosexuel marié les 2 mariés peuvent être désignés comme personne de confiance

10. La personne de confiance (2)

- ☑ B. L'arrêt de l'hydratation et la nutrition artificielles peuvent être suggérées par la personne de confiance désignée par le patient
- ☑ C. L'arrêt de l'hydratation et la nutrition artificielles peuvent être suggérées par la personne de confiance désignée par le patient, mais cet arrêt ne pourra être effectif qu'à la suite d'une décision collégiale définie par voie réglementaire

11. CRUQPC

- ☑ A. CRUQPC signifie "commission des représentants des usagers et qualité de la prise en charge"

12. L'osmose

- ☑ A. L'osmose renvoie spécifiquement au mouvement de l'eau dans le sens de son gradient de concentration
- ☑ D. A travers la membrane cellulaire l'eau passe du milieu le moins concentré en électrolytes vers le milieu de plus concentré en électrolytes

13. Transport de l'oxygène dans le sang

- ☑ A. Physiologiquement un sang riche en oxygène circule dans l'aorte, les veines pulmonaires
- ☑ B. Physiologiquement dans un sang riche en Oxygène, celui-ci se trouve sous forme d'hémoglobine et d'Oxygène dissous
- ☑ D. Physiologiquement les échanges gazeux entre les poumons et le sang s'effectuent par diffusion à travers les parois des alvéoles et des capillaires

14. L'Eupnée

- ☑ B. Correspond à la respiration normale
- ☑ C. Comprend l'inspiration et l'expiration
- ☑ D. Durant l'eupnée la pression intra pleurale est toujours inférieure à la pression atmosphérique totale qui est de 760 mm Hg

15. Structure du cœur (1)

- ☑ A. Le péricarde est une des trois couches tissulaires du cœur
- ☑ C. Le sac externe du péricarde est fait de tissu fibreux
- ☑ D. Le sac interne du péricarde est fait d'une double couche de membrane séreuse

16. Structure du cœur (2)

☑ A. L'endocarde tapisse l'intérieur du myocarde

☑ C. L'endocarde recouvre les valvules du cœur

17. Les cavités cardiaques

☑ A. L'oreillette droite est en relation avec les veines caves, supérieure et inférieure

☑ B. Le ventricule droit communique avec les artères pulmonaires, droite et gauche

☑ C. L'oreillette gauche est en relation avec les quatre veines pulmonaires

☑ D. Le ventricule gauche communique avec l'aorte

18. Définitions

☑ A. L'arythmie s'applique à toutes les anomalies ou irrégularités du cœur

☑ B. Le bloc cardiaque est une forme grave d'arythmie

19. Vaccinations

☑ B. Pour la rougeole au moins 95% de la population doit être vaccinée pour que la protection collective soit efficace

☑ C. Les nouvelles obligations seront exigées pour les enfants nés après le 1er janvier 2018 à partir du 1er juin 2018. Pour les enfants nés avant le 1er janvier, le contrôle continuera de porter sur la vaccination DTP

20. Problème de santé publique

☑ B. Le tabagisme est un problème de santé publique

21. Test de paternité

☑ A. Un test de paternité consiste à analyser l'ADN de deux personnes dans le but d'établir un lien de parenté génétique avec les conséquences juridiques qui peuvent en découler

☑ C. En France un test de paternité peut uniquement être réalisé dans le cadre d'une procédure judiciaire et après la naissance

22. Nouveau-né de mère diabétique

Quelles sont les complications à rechercher chez un nouveau- né de mère diabétique ?

☑ A. L'hypoglycémie

☑ C. L'hypocalcémie

☑ D. L'insuffisance cardiaque

23. Nouveau-né à risques

Quelles sont les complications à redouter chez un nouveau-né hypotrophique ?

☑ A. L'hypothermie

☑ C. L'hypoglycémie

☑ D. L'hypocalcémie

24. Vocabulaire

☑ A. La thrombopénie est la diminution anormale du nombre de plaquettes dans le sang

☑ C. La thrombocytose (ou hyperplaquettose, ou encore thrombocytémie, est une anomalie de l'hémogramme caractérisée par une augmentation du nombre de plaquettes circulantes

25. Le diagnostic clinique de grossesse est confirmé par :

☑ A. Un dosage des HCG plasmatique

☑ B. Et/ou une échographie pelvienne

26. La grossesse

☑ A. Est l'état de la femme enceinte

☑ B. Elle commence avec la fécondation et se termine avec l'accouchement

☑ C. C'est la gestation.

☑ D. Lorsqu'on parle d'âge gestationnel, on s'exprime en semaines d'aménorrhée révolues

27. L'appareil reproducteur de l'homme comprend :

☑ A. Le scrotum

☑ B. L'urètre

☑ D. Les canaux éjaculateurs

28. Les organes génitaux externes chez la femme comprennent

☑ A. La vulve

☑ B. Le clitoris

29. Le syndrome de TURNER

Dominique souffre d'un syndrome de Turner

☑ A. Le caryotype de Dominique est XO

☑ C. Seules les filles peuvent être atteintes du syndrome de Turner

30. La PACES

☑ A. Signifie : Première Année Commune des Etudes de Santé

☑ C. Les infirmiers n'auront plus à passer les épreuves du concours de fin de première année commune aux études de santé (PACES) pour suivre des études médicales, odontologiques, pharmaceutiques ou de sage-femme. Sous certaines conditions, ils pourront en effet accéder directement en deuxième ou troisième année d'études comme le précise l'arrêté du 24 mars 2017 publié au Journal officiel le 21 avril 2017

☑ D. C'est au cours de la grande conférence de sante du 11 février 2016.que la décision de ne plus avoir à passer les épreuves du concours de la PASS a été prise

31. Hiérarchie à l'hôpital

☑ C. Dans un CHU le Directeur général peut déléguer à un directeur

32. Concept de pratiques avancées

☑ A. Ce concept figure dans la loi de santé parue au JO du 27 janvier 2016

☑ B. Les domaines d'intervention en pratique avancée peuvent comporter des activités d'orientation, d'éducation, de prévention ou de dépistage

☑ C. Les domaines d'intervention en pratique avancée peuvent comporter des actes d'évaluation et de conclusion clinique, des actes techniques et des actes de surveillance clinique et paraclinique

☑ D. Les domaines d'intervention en pratique avancée peuvent comporter des prescriptions de produits de santé non soumis à prescription médicale obligatoire, des prescriptions d'examens complémentaires et des renouvellements ou adaptations de prescriptions médicales

33. Les pôles d'activité clinique et médico technique

Font partie des pôles d'activité clinique et médico technique :

- ☑ A. Le praticien responsable de chacune des structures internes composant le pôle
- ☑ B. Le cadre supérieur de santé, la sage-femme cadre supérieur ou, à défaut, le cadre de santé ou la sage-femme cadre ainsi que le cadre administratif qui assistent le responsable du pôle
- ☑ C. Les cadres supérieurs de santé ou les sages-femmes cadres supérieurs qui assurent l'encadrement de plusieurs cadres
- ☑ D. Le cadre de santé ou la sage- femme cadre qui assure l'encadrement du personnel dans chacune des structures internes du pôle

34. La gale

- ☑ C. La gale se nomme également scabiose

35. Le Myxœdème

- ☑ A. Le Myxœdème est provoqué par une insuffisance des sécrétions d'hormones thyroïdiennes
- ☑ D. Le dépistage de l'hypothyroïdie congénitale fait partie des examens de dépistage systématique à la naissance

36. L'atrésie de l'œsophage

- ☑ A. Il existe 5 types d'atrésies de l'œsophage ; tous sauf un impliquent des fistules trachéo - œsophagiennes
- ☑ B. Les manifestations cliniques comprennent l'hypersialorrhée, la toux et la cyanose lors des tentatives d'alimentation et la pneumonie par inhalation.
- ☑ D. Malformation constituant une urgence chirurgicale

37. La MEOPA

- ☑ A. MEOPA signifie mélange équimolaire oxygène protoxyde d'azote

38. La ponction lombaire

- ☑ B. La puéricultrice n'est pas autorisée à pratiquer des ponctions lombaires

39. Le médiator

- ☑ A. Le Médiator est un médicament commercialisé en 1976 par les laboratoires Servier. Sa principale molécule active est le benfluorex
- ☑ B. Le Médiator est un médicament prescrit dans le cadre du diabète chez les patients qui présentent des problèmes d'obésité. Il est vendu sous forme de comprimé et s'administre par voie orale
- ☑ C. C'était un médicament contre le diabète vendu ensuite comme un coupe-faim
- ☑ D. En 2007, au CHU de Brest, Irène Frachon observe des lésions cardiaques sur des patients ayant pris du Médiator

40. Le monoxyde de carbone

- ☑ B. Un incendie s'accompagne toujours d'un important dégagement de CO

☑ C. Une exposition au CO durant la grossesse ne touche pas que la mère: elle peut provoquer la mort du fœtus ou des malformations surtout au niveau du squelette et du système nerveux

☑ D. En cas d'exposition à une concentration très importante de CO, il peut y avoir d'emblée un arrêt respiratoire

QROC

1. Que désigne le syndrome de Turner ?

Le syndrome de Turner désigne une affection génétique qui ne concerne que les filles et qui résulte d'une absence de chromosome sexuel X. Cette anomalie entraîne une insuffisance ovarienne, des malformations osseuses, des troubles auditifs et cardiovasculaires et des lymphœdèmes (gonflements des mains et des pieds dus à l'accumulation de liquide lymphatique). Le caryotype est l'examen de référence qui permet de poser le diagnostic. Les hormones de croissance et les œstrogènes sont d'abord indiqués, suivis d'un traitement oestroprogestatif.

2. Citer au moins 5 grands scandales sanitaires dans l'Hexagone depuis 1945.

- Le Médiator
- L'amiante
- Le Distilbène
- Le Chlordécone
- L'hormone de croissance
- L'Isoméride
- Le sang contaminé

3. Quels sont les examens pratiqués lors du dépistage néonatal ?

Les examens pratiqués lors du dépistage néonatal recherchent :

- La phénylcétonurie depuis 1972
- L'hypothyroïdie congénitale depuis 1978
- L'hyperplasie congénitale des surrénales depuis 1995
- La drépanocytose depuis 1989 en Outre-Mer et 1995 en métropole
- La mucoviscidose depuis 2002

4. Pourquoi un enfant porteur d'une atrésie de l'œsophage même si cette atrésie n'est pas associée à une fistule trachéo-œsophagienne ?

L'atrésie de l'œsophage stoppe la continuité de l'œsophage, empêchant l'avancée du bol alimentaire donc le processus de digestion-assimilation.

5. Qu'est-ce qui a été modifié dans la nouvelle formule du Levothyrox et qui a déclenché une polémique en 2017 ?

Selon le laboratoire MERCK, ce serait des excipients n'ayant pas d'action thérapeutique, destinés à améliorer l'aspect et le goût du comprimé, tout en facilitant son absorption.

6. Pourquoi le médiator a t-il été retiré du marché ?

Le Médiator, en sus d'être peu efficace sur le taux de sucre dans le sang ou celui de cholestérol, présente des risques cardiovasculaires qui ont été dénoncés à de multiples reprises, notamment par la revue Prescrire (dès 1997) et par la pneumologue Irène Frachon, qui a sollicité à de nombreuses reprises l'Afssaps pour le faire interdire. Il a été finalement retiré du marché français en 2009 suite aux résultats d'études de pharmacovigilance rapportant un nombre de cas de valvulopathies cardiaques anormalement élevé chez des utilisateurs de Médiator Ce médicament multiplierait de fait par 3 le risque d'être atteint d'une valvulopathie cardiaque.

7. Origine de l'oxyde de carbone.

La combustion normale d'un combustible carboné (bois, charbon, gaz naturel, gaz butane, mazout de chauffage) libère du CO_2. Lorsque l'apport d'oxygène est insuffisant, la combustion est incomplète et il y a formation de monoxyde de carbone (CO).

8. Qu'est-ce qu'un système de santé ?

Selon l'Organisation mondiale de la santé (OMS), un système de santé est : « l'ensemble des organisations, des institutions et des ressources dont le but est d'améliorer la santé... »

9. En France quels sont les cinq acteurs du système de santé ?

En France, les cinq acteurs du système de santé sont :

1/ Des offreurs de soins, qui regroupent :

- des professions médicales et pharmaceutiques (médecins, pharmaciens, chirurgiens-dentistes, sages-femmes), des auxiliaires médicaux (infirmières, masseurs-kinésithérapeutes, orthophonistes, etc.) aux statuts et aux modes d'exercices divers : libéraux, salariés ou mixtes ;
- des établissements de santé couvrant des champs d'intervention différents (hospitalier, médico-social) avec des statuts qui peuvent être publics ou privés ;
- des réseaux de santé pluridisciplinaires regroupant des médecins, des infirmières et d'autres professionnels (travailleurs sociaux, personnel administratif, etc.) constitués pour favoriser l'accès aux soins, la coordination, la continuité ou l'interdisciplinarité des prises en charge ;
- des structures de prévention : services de santé au travail, médecine scolaire, services de protection maternelle et infantile, structures de dépistage, etc.

2/ Des producteurs de biens et services en santé, comme l'industrie pharmaceutique, qui obéissent à des logiques économiques de marché.

3/ Des institutions publiques

- qui organisent le système tant au niveau national (conseils départementaux dans le domaine de l'action sanitaire et sociale) ;
- qui conseillent ou aident à l'organisation (Haut Conseil de santé publique, Institut national de veille sanitaire, Agence nationale d'appui à la performance des établissements de santé et médico-sociaux, etc.) ;
- qui contrôlent et orientent : Organe collégial qui exerce le pouvoir législatif (adoption des lois et contrôle du pouvoir exécutif). En France, le Parlement est composé de deux chambres : l'Assemblée nationale et le Sénat. (au travers des lois de financement de la Sécurité sociale et de l'Objectif national des dépenses d'assurance-maladie -ONDAM), corps de contrôle (notamment Cour des comptes, Inspection générale des Affaires sociales - IGAS).

4/ Des financeurs aux statuts différents : les assurances maladies obligatoires constituées du Régime général d'assurance maladie, de la Mutualité sociale agricole (MSA), du Régime social des indépendants (RSI) et de certains régimes spéciaux (par exemple la Caisse d'assurance maladie des industries électriques et gazières - CAMIEG),

- des assurances maladies complémentaires (mutuelles, assurances privées, institutions de prévoyance)

10. De quoi est chargé l'ASE ?

L'ASE, service départemental d'aide sociale à l'enfance, service départemental est chargé d'accueillir les enfants ou adolescents des familles défaillantes, qui lui sont confiés sous protection ou sous tutelle.
Sont placés sous sa protection : les enfants surveillés, les enfants secourus, les enfants et adolescents recueillis temporairement, les enfants en garde.
Sont placés notamment sous sa tutelle : ceux pour lesquels les parents ne peuvent plus exercer ou n'exercent plus aucun attribut de leur autorité parce qu'ils sont décédés, déchus ou absents.
L'ASE dispose d'établissements propres (foyer départemental de l'enfance, maison maternelle, pouponnière) et d'un réseau de placements familiaux et d'internats. Elle s'appuie de plus en plus sur les structures de prévention : intersecteur psychiatrique, service d'assistance éducative en milieu ouvert.

CONCOURS BLANC N°4

40 QCM - 10 QROC

Temps de l'épreuve : 1 h 30 min

QCM

Pour chaque QCM au moins une des réponses proposées est exacte.

1. Vocabulaire (1)

- ❍ A. L'ischémie est un défaut d'irrigation d'un territoire dû à l'arrêt de la circulation provoqué par un obstacle quelconque
- ❍ B. L'ischémie provoqué par un obstacle quelconque provoque une hypoxie pouvant aller jusqu'à l'anoxie
- ❍ C. Un défaut d'irrigation d'un territoire dû à l'arrêt de la circulation provoqué par un obstacle quelconque provoque une anorexie
- ❍ D. Un défaut d'irrigation d'un territoire dû à l'arrêt de la circulation provoqué par un obstacle quelconque provoque une métrorragie

2. Vocabulaire (2)

- ❍ A. Une métrorragie est un écoulement de sang hors de l'utérus en dehors des règles
- ❍ B. Une métrorragie est une exagération de l'écoulement des règles soit en quantité soit en durée
- ❍ C. Une aménorrhée est une absence de règles
- ❍ D. Dysménorrhée signifie règles difficiles

3. Syndrome d'immunodéficience acquise (1)

- ❍ A. La vaccination contre le SIDA fait partie des 11 vaccinations devenues obligatoire en Janvier 2018
- ❍ B. Il n'y a pas de vaccin contre le SIDA
- ❍ C. Seuls les hommes homosexuels et les prostitués risquent de contracter le SIDA
- ❍ D. Un couple hétérosexuel marié au moins depuis 10 ans ne risque plus de contracter le SIDA

4. Syndrome d'immunodéficience acquise (2)

- ❍ A. Les femmes sont porteuses du virus mais ne deviennent pas malades du SIDA
- ❍ B. Le SIDA est une maladie à transmission autosomique dominante
- ❍ C. Le SIDA est une maladie à transmission autosomique recessive
- ❍ D. Seules les personnes de groupes sanguins O Rh+ peuvent contracter le SIDA

5. Les pôles d'activité

- ❍ A. L'Ordonnance n°2005-406 du 2 mai 2005, a mis un certain nombre de réformes en place comme la nouvelle gouvernance avec les « pôles d'activités »
- ❍ B. La réforme figurant dans l'Ordonnance n°2005-406 du 2 mai 2005,et concernant les pôles d'activité concernent tous les établissements publics de santé sauf les hôpitaux locaux
- ❍ C. La réforme figurant dans L'Ordonnance n°2005-406 du 2 mai 2005,et concernant les pôles d'activité concernent tous les établissements publics de santé y compris les hôpitaux locaux
- ❍ D. L'Ordonnance n° 2005-406 du 2 mai 2005, ne concerne pas les cadres soignants

6. L'évaluation de l'état nutritionnel de l'enfant

Les principaux critères de l'état nutritionnel d'un enfant sont :

- ❍ A. L'enquête diététique
- ❍ B. L'examen physique de l'enfant
- ❍ C. La mesure du poids et de la taille
- ❍ D. Le périmètre brachial

7. Pression osmotique

Lorsqu'il y a une différence de pression osmotique entre deux compartiments imperméables aux solutés :

- ❍ A. Il y a déplacement de l'eau du compartiment le moins concentré vers le compartiment le plus concentré
- ❍ B. Il y a déplacement de l'eau du compartiment le plus concentré vers le compartiment le moins concentré
- ❍ C. Il y a déplacement des ions du compartiment le plus concentré vers le compartiment le moins concentré
- ❍ D. Il n'y a aucun déplacement, ni d'eau ni de ions

8. Est-ce vrai ?

- ❍ A. La tyrosine est un acide aminé
- ❍ B. La dopamine est un neuro transmetteur
- ❍ C. La sérotonine est un neuro transmetteur
- ❍ D. La sérotonine est synthétisée à partir du tryptophane

9. Les acides aminés essentiels

- ❍ A. Un acide aminé est dit essentiel lorsqu'il ne peut être synthétisé naturellement par l'organisme
- ❍ B. Le tryptophane, est un acide aminé essentiel
- ❍ C. La phénylalanine n'est pas un acide aminé essentiel
- ❍ D. la leucine est un acide aminé essentiel

10. La phénylalanine

- ❍ A. La phénylalanine est un acide aminé essentiel
- ❍ B. Un trouble du métabolisme de la phénylalanine provoque la phénylcétonurie
- ❍ C. Le traitement de la phénylcétonurie repose sur les apports restreints de phénylalanine

- D. Comme la phénylalanine est un acide aminé essentiel, il ne peut pas être supprimé complètement dans l'alimentation d'un enfant atteint de phénylcétonurie

11. Organes capables de synthétiser des hormones liposolubles

- A. Les gonades
- B. Les glandes surrénales
- C. Le placenta
- D. La thyroîde

12. Préparation d'une dilution au 1/50e

- A. Mélanger 1 mL de solution mère avec 50 mL d'eau stérile
- B. Mélanger 1 mL de solution mère avec 500 mL d'eau stérile
- C. Mélanger 2 mL de solution mère avec 98 mL d'eau stérile
- D. Mélanger 1 mL de solution mère avec 49 mL d'eau stérile

13. Handicap

- A. 2005 : La loi du 11 février pour l'égalité des droits et des chances, la participation et la citoyenneté des personnes handicapées est l'une des principales lois sur les droits des personnes handicapées
- B. 2010 : La loi du 11 février pour l'égalité des droits et des chances, la participation et la citoyenneté des personnes handicapées est l'une des principales lois sur les droits des personnes handicapées
- C. Les handicapés n'ont pas le droit de vote
- D. La loi du 11 février 2005 donne accès à la scolarisation

14. Les maladies chroniques

- A. Sont associées aux ALD dans leur prise en charge
- B. Les ALD sont prises en charge à 80% par la sécurité sociale
- C. Les ALD sont prises en charge à 100% par la sécurité sociale
- D. La personne souffrant d'une ALD est exonéré du ticket modérateur en cas d'hospitalisation

15. L'ANAES

- A. Sigle Agence nationale d'accréditation et d'évaluation en santé
- B. L'HAS ou Haute Autorité de Santé existe depuis 2005 en remplacement de l'ANAES (Agence Nationale d'Accréditation et d'Évaluation en Santé)
- C. L'ANAES a été remplacée par l'ARS
- D. L'ANAES a été remplacée par les SROS

16. Les SROS

- A. Sigle de Schémas régionaux d'organisation des soins
- B. Les schémas régionaux d'organisation des soins ont été instaurés par la loi HPST
- C. Déterminent la répartition géographique des installations et activités de soins qui permettront d'assurer une satisfaction optimale des besoins de la population
- D. Sont redéfinis tous les dix ans

17. La pré-éclampsie

Les signes principaux d'une pré-éclampsie sont :

- ❍ A. Hypertension artérielle (HTA)
- ❍ B. Protéinurie
- ❍ C. Prise de poids avec œdèmes
- ❍ D. Glycosurie

18. Diagnostic prénatal

- ❍ A. La loi du 7 juillet 2011 relative à la bioéthique définit le diagnostic prénatal comme l'ensemble des « pratiques médicales, y compris l'échographie obstétricale et fœtale, ayant pour but de détecter in utero chez l'embryon ou le fœtus une affection d'une particulière gravité »
- ❍ B. Le dépistage chromosomique, lui, se fait entre autres à partir d'une prise de sang à la fin du premier trimestre de la grossesse et concerne principalement la trisomie 21
- ❍ C. Pratiqué autour de la 12e semaine d'aménorrhée, ce test sanguin, remboursé par l'assurance-maladie, est proposé gratuitement, entre autres, aux patientes de l'Assistance publique-Hôpitaux de Paris (AP-HP) pour qui la probabilité que leur enfant soit atteint de trisomie 21 est élevée. Ce test est également disponible, moyennant environ 400 €, dans des laboratoires privés
- ❍ D. Un nouveau test de dépistage de la trisomie 21 au premier trimestre de la grossesse, très performant, devrait être remboursé prochainement par l'assurance-maladie

19. L'hémoglobine glyquée

- ❍ A. L'hémoglobine glyquée (ou HbA1c) est le reflet de la glycémie
- ❍ B. la glycémie capillaire et la glycémie à jeun sont des instantanés de l'état glycémique
- ❍ C. l'HbA1c permet, par un dosage sanguin, d'évaluer l'équilibre glycémique sur une plus longue période (environ deux à trois mois)
- ❍ D. Lorsqu'un diabète est mal équilibré le taux d'hémoglobine glyquée se situe entre 8 et 12%

20. L'HbA1c

- ❍ A. La Valeur normale chez une personne non diabétique : Le chiffre est donné en pourcentage. La norme se situe entre 4 et 6%
- ❍ B. Plus la glycémie est élevée, plus la quantité de glucose fixée sur l'hémoglobine est importante
- ❍ C. L'HbA1c à 7% correspond à une glycémie moyenne de 1,5 g/L
- ❍ D. L'HbA1c à 6% correspond à une glycémie moyenne de 2,10 g/L

21. SAF

- ❍ A. Le SFA est le syndrome d'alcoolisme fœtal
- ❍ B. Le SFA est une anomalie congénitale liée à l'alcool
- ❍ C. Lorsqu'une femme enceinte boit de l'alcool, il traverse le placenta et est absorbé par l'enfant à naître
- ❍ D. L'alcool peut endommager l'embryon et le fœtus même si la mère ne ressent aucun effet

22. SAF (2)

- ❍ A. Le SAF est une déficience qui dure toute la vie et est incurable. Un enfant ne s'en sort pas avec le temps
- ❍ B. Le SAF est une affection qui comprend des anomalies physiques, mentales et comportementales
- ❍ C. La plupart des enfants atteints du SAF présentent un faciès particulier et des problèmes de croissance
- ❍ D. Il est fréquent qu'ils aient des lésions cérébrales permanentes

23. Le syndrome d'abstinence à la naissance (SAN)

- ❍ A. Le SAN décrit la présence d'un syndrome d'abstinence chez les nouveaux nés exposés à une ou plusieurs drogues pendant la grossesse
- ❍ B. Les drogues provoquant un SAN comprennent notamment : l'alcool, les narcotiques (héroïne, méthadone)
- ❍ C. Les symptômes du SAN incluent de l'insomnie, de l'irritabilité, de la diarrhée, des vomissements, une détresse respiratoire et un manque de succion
- ❍ D. Les nouveaux-nés souffrant du SAN refusent catégoriquement de s'alimenter Il faut les gaver

24. PACS et couverture sociale

- ❍ A. Au sens de l'article L.161-14 du Code de la sécurité sociale, la qualité d'ayant droit du partenaire lié par un PACS à l'assuré lui permet de bénéficier des prestations en nature des assurances maladies et maternité sous certaines conditions
- ❍ B. Au sens de l'article L.161-14 du Code de la sécurité sociale, la qualité d'ayant droit du partenaire lié par un PACS à l'assuré ne lui permet pas de bénéficier des prestations en nature des assurances maladies et maternité
- ❍ C. Une condition pour que le partenaire conjoint pacsé puisse bénéficier des prestations en nature des assurances maladies et maternité : Il faut que le partenaire n'ait pas la qualité d'assuré social par ailleurs et qu'il soit à la charge effective, totale et permanente de l'assuré
- ❍ D. la qualité d'ayant droit de partenaire est attribué l'enregistrement du PACS

25. Adoption

- ❍ A. L'adoption plénière créé un nouveau lien de filiation entre l'adoptant et l'adopté. Mais elle ne supprime pas les liens de filiation entre l'adopté et sa famille d'origine : les deux liens de filiation coexistent
- ❍ B. L'adoption simple consiste à substituer un nouveau lien de filiation au lien de filiation existant entre l'enfant adopté et sa famille d'origine, qui est donc supprimé (sauf adoption de l'enfant du conjoint qui laisse subsister sa filiation d'origine à l'égard de ce conjoint et de sa famille)
- ❍ C. L'adoption plénière confère à l'enfant une filiation qui se substitue à sa filiation d'origine. Subsistent toutefois les empêchements au mariage avec les membres de la famille d'origine
- ❍ D. L'adoption plénière confère à l'enfant une filiation qui se substitue à sa filiation d'origine ; l'enfant pourra épouser un frère ou une sœur de sa famille d'origine

26. Fœtus

- ❍ A. La fonction respiratoire est autonome chez le fœtus à partir du 6ème mois de grossesse
- ❍ B. Des mouvements respiratoires existent chez le fœtus à partir de la 12ième semaine de développement
- ❍ C. La fonction respiratoire est assurée par l'intermédiaire du placenta
- ❍ D. L'oxyde de carbone inhalé par la future mère traverse la membrane placentaire et intoxique son fœtus

27. Homoparentalité

- ❍ A. Une famille homoparentale est une famille ou les parents sont homosexuels
- ❍ B. Un couple d'hommes ou un couple de femmes peut obtenir en France un agrément pour adopter un enfant et en être les deux parents
- ❍ C. la loi a ouvert la procréation médicalement assistée (insémination ou fécondation in vitro avec donneur) aux couples de femmes et aux couples d'hommes
- ❍ D. La gestation pour autrui (« mère porteuse ») reste interdite pour les couples d'hommes ou de femmes

28. DMLA

- ❍ A. Autre nom donné à la cataracte
- ❍ B. Dégénérescence maculaire liée à l'âge
- ❍ C. Correspond à une dégradation d'une partie de la rétine (la macula), pouvant mener à la perte de la vision centrale
- ❍ D. Bien que très invalidante, la DMLA ne rend jamais totalement aveugle...

29. BURN OUT

- ❍ A. Également appelé syndrome d'épuisement professionnel
- ❍ B. Terme générique désignant un état de fatigue émotionnel, mental et physique caractérisé par un manque de motivation et de performance après des mois ou voire des années de surmenage et de surenchère; c'est un cercle vicieux
- ❍ C. N''est pas reconnu comme une maladie professionnelle
- ❍ D. Estreconnu comme une maladie professionnelle

30. Calcul (1)

- ❍ A. 6 h 12 min + 1 h 50 min = 8 h 02 min
- ❍ B. 1 h 54 min + 20 h 09 min = 22 h 03 min
- ❍ C. 13 h 23 min + 3 h 53 min = 2 h 36 min + 4 h 50 min = 7 h 26 min 17 h 16 min
- ❍ D. 13 h 23 min + 3 h 53 min = 17 h 16 min

31. Calcul (2)

- ❍ A. 1 dm^3 =1 000 000 mm^3
- ❍ B. 352 cm^3 = 0,352 dm^3
- ❍ C. 12,5 m^3 = 12 500 dm^3
- ❍ D. 0,7 m^3 = 700 dm^3

32. Besoins moyens en eau du nouveau-né et du nourrisson
- ❍ A. A trois jours pour un poids de 3 kg besoins de 140-160 mL par kilo
- ❍ B. A 10 jours pour un poids de 3,2 kg besoins de 80-100 mL par kil
- ❍ C. A 3 mois pour un poids de 5,4 kg besoins de 140-160 mL par kilo
- ❍ D. A 3 mois pour un poids de 5,4 kg besoins de 80-100 mL par kilo

33. La démarche clinique
- ❍ A. La démarche clinique, est la même chose que la démarche de soins
- ❍ B. La démarche clinique, est la même chose que la démarche de résolution de problème
- ❍ C. Le raisonnement déductif consiste à déduire d'un ensemble d'informations ou de connaissances une information nouvelle
- ❍ D. Le raisonnement inductif consiste à déduire d'un ensemble d'informations ou de connaissances une information nouvelle

34. Étapes de la démarche clinique dans l'ordre chronologique
- ❍ A. L'analyse de données est la première étape de la démarche clinique
- ❍ B. Le recueil de données est la seconde étape de la démarche clinique
- ❍ C. Proposer des hypothèses est la troisième de la démarche clinique
- ❍ D Dégager des problématiques est la quatrième étape de la démarche clinique

35. La leptospirose
- ❍ A. Est une maladie bactérienne présente dans le monde entier mais qui a disparu en France
- ❍ B. Certaines professions (agriculteurs, éleveurs, égoutiers, éboueurs...) et les personnes pratiquant des loisirs nautiques (baignade, canoé, kayak, pêche, chasse, canyonning...) sont particulièrement à risque.
- ❍ C. Ses principaux réservoirs sont les rongeurs, en particulier les rats, qui excrètent la bactérie dans leur urine.
- ❍ D. Chez l'homme, la maladie transmise par voie respiratoire, est souvent bénigne, mais peut conduire à l'insuffisance rénale, voire à la mort dans 5 à 20% des cas.

36. La résilience
- ❍ A. La résilience est la capacité pour un individu à faire face à une situation difficile ou génératrice de stress
- ❍ B. En psychologie, le concept de résilience ou « l'art de naviguer entre les torrents », est introduit en France par Boris Cyrulnik
- ❍ C. Cette faculté n'est pas innée, mais elle trouve ses racines dans l'enfance, et dans la relation que les parents entretiennent avec leur enfant
- ❍ D. La résilience entraîne : la défense-protection, l'équilibre face aux tensions, l'engagement-défi, la relance, l'évaluation, la positivité de soi, et la création

37. Transmission du SIDA
- ❍ A. Par la sueur
- ❍ B. Par le sang
- ❍ C. Par le sperme
- ❍ D. Par voie respiratoire

38. L'analyse transactionnelle

- ❍ A. L'analyse transactionnelle (AT), une thérapie humaniste basée sur une théorie de la personnalité et de la communication
- ❍ B. Son fondateur, Eric Berne est l'auteur du livre très connu : « Que dites-vous après avoir dit bonjour » (1972 pour la traduction française)
- ❍ C. Les thérapeutes en analyse transactionnelle n'ont pas besoin de formation particulière
- ❍ D. Les thérapeutes en AT sont formés et certifiés par des organismes privés selon des critères fixés par l'association internationale d'AT (formation théorique, études de cas, supervisions, étalées sur 4 ans minimum)

39. L'ONED

- ❍ A. L'ONED est le sigle de l'observatoire national de l'enfance en danger
- ❍ B. L'Observatoire national de l'enfance en danger (ONED) a été créé par la loi n°2004-1 du 2 janvier 2004 relative à l'accueil et à la protection de l'enfance. Il a pour objectif de « mieux connaître le champ de l'enfance en danger pour mieux prévenir et mieux traiter »
- ❍ C. L'ONED s'est vu confier par la loi de 2004 trois principales missions, qui ont été complétées par la loi n° 2007-293 du 5 mars 2007 réformant la protection de l'enfance (CASF, art L 226-6)
- ❍ D. L'ONED ne concerne pas les puéricultrices

40. GIPED

- ❍ A. Le GIPED est le sigle de Groupement d'Intérêt Public (GIP) Enfance en Danger
- ❍ B. Le GIPED est une fondation privée
- ❍ C. Le GIPED est financé à parité par l'État et les départements
- ❍ D. Le GIPED rassemble deux entités : • Le Service national d'accueil téléphoniquede l'enfance en danger (SNATED) • L'Observatoire national de la protection de l'enfance (ONPE)

QROC

1. Quelle est la place de la puéricultrice cadre de santé dans un pôle d'activité ?

2. Qu'est-ce qu'une valvulopathie cardiaque ?

3. Définissez : Risque (en santé publique).

4. Définissez : Objectif de santé (Cible de santé).

5. Définissez : Espérance de vie.

6. Qu'est -ce qu'un méridien ?

7. Qu'est- ce que le SHIATSU ?

8. Qu'est-ce que la psychanalyse?

9. Quelles sont les différences entre aspirine et paracétamol ?

10. Définissez : Moyenne.

CORRIGÉS DU GROUPE D'EXERCICES N°4

QCM

1. Vocabulaire (1)

- ☑ A. L'ischémie est un défaut d'irrigation d'un territoire dû à l'arrêt de la circulation provoqué par un obstacle quelconque
- ☑ B. L'ischémie provoqué par un obstacle quelconque provoque une hypoxie pouvant aller jusqu'à l'anoxie

2. Vocabulaire (2)

- ☑ A. Une métrorragie est un écoulement de sang hors de l'utérus en dehors des règles
- ☑ B. Une métrorragie est une exagération de l'écoulement des règles soit en quantité soit en durée
- ☑ C. Une aménorrhée est une absence de règles
- ☑ D. Dysménorrhée signifie règles difficiles

3. Syndrome d'immunodéficience acquise (1)

- ☑ B. Il n'y a pas de vaccin contre le SIDA

4. Syndrome d'immunodéficience acquise (2)
Aucune bonne réponse

5. Les pôles d'activité

- ☑ A. L'Ordonnance n°2005-406 du 2 mai 2005, a mis un certain nombre de réformes en place comme la nouvelle gouvernance avec les « pôles d'activités »
- ☑ B. La réforme figurant dans l'Ordonnance n°2005-406 du 2 mai 2005,et concernant les pôles d'activité concernent tous les établissements publics de santé sauf les hôpitaux locaux

6. L'évaluation de l'état nutritionnel de l'enfant
Les principaux critères de l'état nutritionnel d'un enfant sont :

- ☑ A. L'enquête diététique
- ☑ B. L'examen physique de l'enfant
- ☑ C. La mesure du poids et de la taille
- ☑ D. Le périmètre brachial

7. Pression osmotique
Lorsqu'il y a une différence de pression osmotique entre deux compartiments imperméables aux solutés :

- ☑ A. Il y a déplacement de l'eau du compartiment le moins concentré vers le compartiment le plus concentré
- ☑ C. Il y a déplacement des ions du compartiment le plus concentré vers le compartiment le moins concentré

8. Est-ce vrai ?

- ☑ A. La tyrosine est un acide aminé

☑ B. La dopamine est un neuro transmetteur

☑ C. La sérotonine est un neuro transmetteur

☑ D. La sérotonine est synthétisée à partir du tryptophane

9. Les acides aminés essentiels

☑ A. Un acide aminé est dit essentiel lorsqu'il ne peut être synthétisé naturellement par l'organisme

☑ B. Le tryptophane, est un acide aminé essentiel

☑ D. la leucine est un acide aminé essentiel

10. La phénylalanine

☑ A. La phénylalanine est un acide aminé essentiel

☑ B. Un trouble du métabolisme de la phénylalanine provoque la phénylcétonurie

☑ C. Le traitement de la phénylcétonurie repose sur les apports restreints de phénylalanine

☑ D. Comme la phénylalanine est un acide aminé essentiel, il ne peut pas être supprimé complètement dans l'alimentation d'un enfant atteint de phénylcétonurie

11. Organes capables de synthétiser des hormones liposolubles

☑ A. Les gonades

☑ B. Les glandes surrénales

☑ C. Le placenta

☑ D. La thyroïde

12. Préparation d'une dilution au 1/50e

☑ C. Mélanger 2 mL de solution mère avec 98 mL d'eau stérile

☑ D. Mélanger 1 mL de solution mère avec 49 mL d'eau stérile

13. Handicap

☑ A. 2005 : La loi du 11 février pour l'égalité des droits et des chances, la participation et la citoyenneté des personnes handicapées est l'une des principales lois sur les droits des personnes handicapées

☑ D. La loi du 11 février 2005 donne accès à la scolarisation

14. Les maladies chroniques

☑ A. Sont associées aux ALD dans leur prise en charge (Affections de Longue Durée : ALD)

☑ C. Les ALD sont prises en charge à 100% par la sécurité sociale

☑ D. La personne souffrant d'une ALD est exonéré du ticket modérateur en cas d'hospitalisation

15. L'ANAES

☑ A. Sigle Agence nationale d'accréditation et d'évaluation en santé

☑ B. L'HAS ou Haute Autorité de Santé existe depuis 2005 en remplacement de l'ANAES (Agence Nationale d'Accréditation et d'Évaluation en Santé)

16. Les SROS

☑ A. Sigle de Schémas régionaux d'organisation des soins

- ☑ B. Les schémas régionaux d'organisation des soins ont été instaurés par la loi HPST
- ☑ C. Déterminent la répartition géographique des installations et activités de soins qui permettront d'assurer une satisfaction optimale des besoins de la population

17. La pré-éclampsie

Les signes principaux d'une pré-éclampsie sont :

- ☑ A. Hypertension artérielle (HTA)
- ☑ B. Protéinurie
- ☑ C. Prise de poids avec œdèmes

18. Diagnostic prénatal

- ☑ A. La loi du 7 juillet 2011 relative à la bioéthique définit le diagnostic prénatal comme l'ensemble des « pratiques médicales, y compris l'échographie obstétricale et fœtale, ayant pour but de détecter in utero chez l'embryon ou le fœtus une affection d'une particulière gravité »
- ☑ B. Le dépistage chromosomique, lui, se fait entre autres à partir d'une prise de sang à la fin du premier trimestre de la grossesse et concerne principalement la trisomie 21
- ☑ D. Un nouveau test de dépistage de la trisomie 21 au premier trimestre de la grossesse, très performant, devrait être remboursé prochainement par l'assurance-maladie

19. L'hémoglobine glyquée

- ☑ A. L'hémoglobine glyquée (ou HbA1c) est le reflet de la glycémie
- ☑ B. la glycémie capillaire et la glycémie à jeun sont des instantanés de l'état glycémique
- ☑ C. l'HbA1c permet, par un dosage sanguin, d'évaluer l'équilibre glycémique sur une plus longue période (environ deux à trois mois)
- ☑ D. Lorsqu'un diabète est mal équilibré le taux d'hémoglobine glyquée se situe entre 8 et 12%

20. L'HbA1c

- ☑ A. La Valeur normale chez une personne non diabétique : Le chiffre est donné en pourcentage. La norme se situe entre 4 et 6%
- ☑ B. Plus la glycémie est élevée, plus la quantité de glucose fixée sur l'hémoglobine est importante
- ☑ C. L'HbA1c à 7% correspond à une glycémie moyenne de 1,5 g/L

21. SAF

- ☑ A. Le SFA est le syndrome d'alcoolisme fœtal
- ☑ B. Le SFA est une anomalie congénitale liée à l'alcool
- ☑ C. Lorsqu'une femme enceinte boit de l'alcool, il traverse le placenta et est absorbé par l'enfant à naître
- ☑ D. L'alcool peut endommager l'embryon et le fœtus même si la mère ne ressent aucun effet

22. SAF (2)

- ☑ A. Le SAF est une déficience qui dure toute la vie et est incurable. Un enfant ne s'en sort pas avec le temps
- ☑ B. Le SAF est une affection qui comprend des anomalies physiques, mentales et comportementales

☑ C. La plupart des enfants atteints du SAF présentent un faciès particulier et des problèmes de croissance

☑ D. Il est fréquent qu'ils aient des lésions cérébrales permanentes

23. Le syndrome d'abstinence à la naissance (SAN)

☑ A. Le SAN décrit la présence d'un syndrome d'abstinence chez les nouveaux nés exposés à une ou plusieurs drogues pendant la grossesse

☑ B. Les drogues provoquant un SAN comprennent notamment : l'alcool, les narcotiques (héroïne, méthadone)

☑ C. Les symptômes du SAN incluent de l'insomnie, de l'irritabilité, de la diarrhée, des vomissements, une détresse respiratoire et un manque de succion

24. PACS et couverture sociale

☑ A. Au sens de l'article L.161-14 du Code de la sécurité sociale, la qualité d'ayant droit du partenaire lié par un PACS à l'assuré lui permet de bénéficier des prestations en nature des assurances maladies et maternité sous certaines conditions

☑ C. Une condition pour que le partenaire conjoint pacsé puisse bénéficier des prestations en nature des assurances maladies et maternité : Il faut que le partenaire n'ait pas la qualité d'assuré social par ailleurs et qu'il soit à la charge effective, totale et permanente de l'assuré

☑ D. la qualité d'ayant droit de partenaire est attribué l'enregistrement du PACS

25. Adoption

☑ C. L'adoption plénière confère à l'enfant une filiation qui se substitue à sa filiation d'origine. Subsistent toutefois les empêchements au mariage avec les membres de la famille d'origine

26. Fœtus

☑ B. Des mouvements respiratoires existent chez le fœtus à partir de la 12ième semaine de développement

☑ C. La fonction respiratoire est assurée par l'intermédiaire du placenta

☑ D. L'oxyde de carbone inhalé par la future mère traverse la membrane placentaire et intoxique son fœtus

27. Homoparentalité

☑ A. Une famille homoparentale est une famille ou les parents sont homosexuels

☑ B. Un couple d'hommes ou un couple de femmes peut obtenir en France un agrément pour adopter un enfant et en être les deux parents

☑ D. La gestation pour autrui (« mère porteuse ») reste interdite pour les couples d'hommes ou de femmes

28. DMLA

☑ B. Dégénérescence maculaire liée à l'âge

☑ C. Correspond à une dégradation d'une partie de la rétine (la macula), pouvant mener à la perte de la vision centrale

☑ D. Bien que très invalidante, la DMLA ne rend jamais totalement aveugle...

29. BURN OUT

☑ A. Également appelé syndrome d'épuisement professionnel

☑ B. Terme générique désignant un état de fatigue émotionnel, mental et physique caractérisé par un manque de motivation et de performance après des mois ou voire des années de surmenage et de surenchère; c'est un cercle vicieux

☑ C. N''est pas reconnu comme une maladie professionnelle

30. Calcul (1)

☑ A. 6 h 12 min + 1 h 50 min = 8 h 02 min

☑ B. 1 h 54 min + 20 h 09 min = 22 h 03 min

☑ C. 13 h 23 min + 3 h 53 min = 2 h 36 min + 4 h 50 min = 7 h 26 min 17 h 16 min

☑ D. 13 h 23 min + 3 h 53 min = 17 h 16 min

31. Calcul (2)

☑ A. 1 dm^3 =1 000 000 mm^3

☑ B. 352 cm^3 = 0,352 dm^3

☑ C. 12,5 m^3 = 12 500 dm^3

☑ D. 0,7 m^3 = 700 dm^3

32. Besoins moyens en eau du nouveau-né et du nourrisson

☑ C. A 3 mois pour un poids de 5,4 kg besoins de 140-160 mL par kilo

33. La démarche clinique

☑ A. La démarche clinique, est la même chose que la démarche de soins

☑ B. La démarche clinique, est la même chose que la démarche de résolution de problème

34. Étapes de la démarche clinique dans l'ordre chronologique

Aucune bonne réponse

35. La leptospirose

☑ B. Certaines professions (agriculteurs, éleveurs, égoutiers, éboueurs...) et les personnes pratiquant des loisirs nautiques (baignade, canoé, kayak, pêche, chasse, canyonning...) sont particulièrement à risque.

☑ C. Ses principaux réservoirs sont les rongeurs, en particulier les rats, qui excrètent la bactérie dans leur urine.

36. La résilience

☑ A. La résilience est la capacité pour un individu à faire face à une situation difficile ou génératrice de stress

☑ B. En psychologie, le concept de résilience ou « l'art de naviguer entre les torrents », est introduit en France par Boris Cyrulnik

☑ C. Cette faculté n'est pas innée, mais elle trouve ses racines dans l'enfance, et dans la relation que les parents entretiennent avec leur enfant

☑ D. La résilience entraîne : la défense-protection, l'équilibre face aux tensions, l'engagement-défi, la relance, l'évaluation, la positivité de soi, et la création

37. Transmission du SIDA

☑ B. Par le sang

☑ C. Par le sperme

38. L'analyse transactionnelle

☑ A. L'analyse transactionnelle (AT), une thérapie humaniste basée sur une théorie de la personnalité et de la communication

☑ B. Son fondateur, Eric Berne est l'auteur du livre très connu : « Que dites-vous après avoir dit bonjour » (1972 pour la traduction française)

☑ D. Les thérapeutes en AT sont formés et certifiés par des organismes privés selon des critères fixés par l'association internationale d'AT (formation théorique, études de cas, supervisions, étalées sur 4 ans minimum)

39. L'ONED

☑ A. L'ONED est le sigle de l'observatoire national de l'enfance en danger

☑ B. L'Observatoire national de l'enfance en danger (ONED) a été créé par la loi n°2004-1 du 2 janvier 2004 relative à l'accueil et à la protection de l'enfance. Il a pour objectif de « mieux connaître le champ de l'enfance en danger pour mieux prévenir et mieux traiter »

☑ C. L'ONED s'est vu confier par la loi de 2004 trois principales missions, qui ont été complétées par la loi n° 2007-293 du 5 mars 2007 réformant la protection de l'enfance (CASF, art L 226-6)

40. GIPED

☑ A. Le GIPED est le sigle de Groupement d'Intérêt Public (GIP) Enfance en Danger

☑ C. Le GIPED est financé à parité par l'État et les départements

☑ D. Le GIPED rassemble deux entités : • Le Service national d'accueil téléphoniquede l'enfance en danger (SNATED) • L'Observatoire national de la protection de l'enfance (ONPE)

QROC

1. Quelle est la place de la puéricultrice cadre de santé dans un pôle d'activité ?

La puéricultrice cadre de santé est un cadre soignant.
Le cadre soignant est chargé d'assister dans ses fonctions le médecin coordonnateur en particulier pour l'organisation, la gestion et l'évaluation des activités de soins qui relèvent de ses compétences.
Pour les pôles cliniques et médico techniques, l'ordonnance précise que ce sont « une sage-femme cadre, un cadre de santé ». Ce cadre soignant doit être choisi parmi les cadres supérieurs de santé ou les sages-femmes cadres supérieurs du pôle et cela en concertation entre le médecin coordinateur de pôle, la Direction des Ressources Humaines et la Direction des Soins.

2. Qu'est-ce qu'une valvulopathie cardiaque ?

Il s'agit de l'atteinte d'une ou plusieurs valves du cœur : un rétrécissement d'une valve empêche le sang de passer, une dégradation de la valve entraîne des fuites de sang à chaque battement. Lorsque la valvulopathie est détectée à temps (avant un fort retentissement sur la fonction cardiaque), il est possible de changer la valve. Si elle est détectée trop tard, elle peut malheureusement provoquer des complications cardiaques graves, voire le décès du patient.

3. Définissez : Risque (en santé publique).

Probabilité d'un événement défavorable. La perception individuelle du risque est variable selon les sujets, de même que la réponse d'un individu au risque - le risque pour l'un n'est pas nécessairement un risque pour l'autre. Tout dépend de l'exposition au risque, volontaire ou au contraire involontaire et incontrôlable. Conduire une voiture est indispensable, habituel, sous contrôle personnel et n'est donc pas considéré comme représentant une entreprise risquée comparée à celle de voler en avion. Il peut être difficile d'informer du risque en raison de la réaction individuelle qui est intuitive et émotive et parce qu'il n'existe pas de référence commune permettant de juger de divers risques. (source : BDSP)

4. Définissez : Objectif de santé (Cible de santé).

Les objectifs de santé désignent, pour une population donnée, le niveau de changement (mesuré à l'aide d'un indicateur de santé), qui peut raisonnablement être attendu dans un laps de temps défini. Les objectifs s'expriment généralement en changements spécifiques et mesurables de résultats de santé ou sur des étapes intermédiaires.
Fixer des objectifs constitue également l'une des approches pour évaluer les politiques ou programmes de santé, dans la mesure où les objectifs définissent des jalons auxquels il est possible de se référer pour mesurer les progrès réalisés. (source : BDSP)

5. Définissez : Espérance de vie.

Estimation du nombre moyen d'années qu'une personne, à un certain âge, peut s'attendre à vivre.
L'espérance de vie à la naissance est un cas particulier, représentant la durée moyenne de vie de la naissance au décès dans une population. C'est une donnée hypothétique calculée sur la base des divers taux actuels spécifiques de mortalité par âge, projetés dans le futur. (source : BDSP)

6. Qu'est-ce qu'un méridien ?

Selon la médecine orientale, l'énergie circule dans le corps le long de trajets énergétiques appelées méridiens ou vaisseaux. Ils sont au nombre de quatorze. Se sont sur ces méridiens que sont placés les points d'acupunctures. (source : BDSP)

7. Qu'est-ce que le SHIATSU ?

Le shiatsu est une technique de massothérapie d'origine japonaise qui utilise le toucher pour ramener l'équilibre dans le corps et ainsi promouvoir la santé. Inspiré de la Médecine traditionnelle chinoise, il vise à rétablir la circulation de l'énergie vitale, le Qi, dans les zones du corps là où elle est soit en manque, soit en soit en excès. Il se pratique en exerçant une pression plus ou moins forte avec les pouces et les doigts, mais aussi avec les paumes, les poings, les coudes, les genoux et même les pieds, sur des points précis (les tsubos), situés le long des méridiens et régissant un organe ou une fonction spécifique. (source : BDSP)

8. Qu'est-ce que la psychanalyse?

C'est en 1923, dans l'Encyclopedia Britannica que Sigmund Freud, fondateur de la psychanalyse, publie de celle-ci une définition qu'il articule en trois niveaux, tous étroitement liés :

- 1. La psychanalyse est un procédé d'investigation des processus psychiques inconscients qui autrement seraient difficilement accessibles.
- 2. Elle est aussi une méthode de traitement des troubles névrotiques, méthode qui se fonde sur les résultats de cette investigation.
- 3. Elle constitue finalement un ensemble de conceptions psychologiques acquises par ces moyens et qui, réunies, forment une discipline scientifique nouvelle.

9. Quelles sont les différences entre aspirine et paracétamol ?

L'aspirine est constituée d'acide salicylique, qui est un acide carboxylique, il contient donc du Carbone, de l'Oxygène et un groupement OH. C'est un ester, il résulte de la réaction entre l'anhydride acétique et un l'acide salicylique. Dans le cas de l'aspirine, il y une fonction ester de l'acide acétylsalicylique.

Le paracétamol est lui constitué d'un cycle benzénique. Il est également constitué d'un groupe d'hydroxyle. Il contient donc des liaisons HO et un groupement d'amide (azote +carbonyle) lié a un atome d'oxygène.

On peut donc conclure que les structures de ces deux molécules sont totalement différentes. De plus, la synthèse de ces deux principes actifs différe également.

10. Définissez : Moyenne.

Somme des valeurs observées divisée par le nombre de valeurs observées.
Vous trouverez sur ce site :
https://fr.khanacademy.org/math/...a1/.../calculating-standard-deviation-step-by-step
Comment calculer un écart -type, une médiane, une moyenne
(source : BDSP)

CONCOURS BLANC N°5

40 QCM - 10 QROC

Temps de l'épreuve : 1 h 30 min

QCM

Pour chaque QCM au moins une des réponses proposées est exacte.

1. L'eau et l'électrolytes dans l'organisme

- ❍ A. Les mouvements de l'eau et des électrolytes sont étroitement liés
- ❍ B. Au travers d'une membrane, l'eau va du compartiment le moins concentré en électrolytes vers le compartiment le plus concentré en électrolytes
- ❍ C. « Le sel retient l'eau dans les tissus »
- ❍ D. La pression osmotique est liée aux protéines
- ❍ E. La pression oncotique est liée aux électrolytes

2. Les nutriments (1)

- ❍ A. 1 gramme de protéines apporte 9kcal
- ❍ B. 1 gramme de protéines apporte 4 kcal
- ❍ C. 1 gramme de lipides apporte 9kcal
- ❍ D. 1 gramme de glucides apporte4 kcal
- ❍ E. 1 litre d'eau apporte 40

3. Les nutriments (2)

- ❍ A. Les lipides ont un rôle énergique
- ❍ B. Les lipides ont un rôle structural
- ❍ C. Les lipides ont un rôle fonctionnel
- ❍ D. Les lipides sont des esters qui résultent de l'association d'un alcool + acide gras
- ❍ E. Ne pas donner de lipides à un nourrisson avant l'âge de 3 mois

4. Les nutriments (3)

- ❍ A. Calcium et phosphore sont des besoins de l'organisme
- ❍ B. Magnésium fait partie des besoins de l'organisme
- ❍ C. Fer fait partie des besoins de l'organisme
- ❍ D. Zinc fait partie des besoins de l'organisme
- ❍ E. Iode fait partie des besoins de l'organisme

5. Les régimes (I)

- A. Le régime d'un enfant atteint de mucoviscidose est hypocalorique
- B. Le régime d'un enfant atteint de mucoviscidose est hypercalorique
- C. Le régime d'un enfant atteint de mucoviscidose est hyperprotidique
- D. Le régime d'un enfant atteint de mucoviscidose est supplémenté en vitamines A D K E
- E. Le régime d'un enfant atteint de mucoviscidose doit être pauvre en glucides

6. Les régimes (2)

- A. La phénylcétonurie est une maladie héréditaire du métabolisme de la phénylalanine
- B. La phénylalanine est un acide aminé indispensable
- C. Il faut complètement supprimer la phénylalanine de l'alimentation
- D. Il faut à la fois restreindre et apporter de la phénylalanine dans l'alimentation
- E. Sans régime l'enfant phénylcétonurique présentera des dommages cérébraux importants

7. La viande Halal

- A. Pour qu'une viande soit halal il faut tuer l'animal en respectant trois points essentiels
- B. Premier point à respecter en tuant l'animal :Égorger ou frapper à la poitrine
- C. Deuxième point à respecter en tuant l'animal :Égorger ou frapper à la poitrineen prononçant le nom d'Allah
- D. Troisième point à respecter en tuant l'animal :L'animal doit avoir la tête tournée vers La Mecque
- E. L'animal doit être conscient au moment d'être sacrifié

8. La dentition de l'adulte comprend

- A. 35 dents
- B. 8 incisives
- C. 4 canines
- D. 8 prémolaires
- E. 12 molaires

9. Les examens pré transfusionnels sont :

- A. Le groupage sanguin ABO, Rhésus D
- B. La recherche d'agglutinines irrégulières de moins de 24 heures
- C. Le phénotype Rh Kell (C,c,E,e K)
- D. Les examens virologiques (Sida, VHB, VHC)
- E. Le dosage des transaminases (ALAT)

10. Le pancréas

- A. Produit la bile nécessaire à l'émulsion des graisses
- B. Sécrète le suc intestinal
- C. Emmagasine, concentre et libère la bile dans le duodénum par le canal cholédoque
- D. Emmagasine, concentre et libère la bile dans le duodénum par le canal pancréatique
- E. Libère le suc pancréatique dans le duodénum par le canal pancréatique

11. Les vitamines liposolubles

- ❍ A. Sont présentes dans les jus de fruits
- ❍ B. La vitamine A est une vitamine liposoluble
- ❍ C. La vitamine C est une vitamine liposoluble
- ❍ D. La vitamine D est une vitamine liposoluble
- ❍ E. La vitamine K est une vitamine liposoluble

12. Les vitamines hydrosolubles

- ❍ A. La vitamine C
- ❍ B. La vitamine D
- ❍ C. La vitamine K
- ❍ D. Les vitamines B
- ❍ E. La vitamine A

13. Les maladies génétiques

- ❍ A. La trisomie 21 est une anomalie chromosomique
- ❍ B. Dans le syndrome de Klinefelter il y a 45 chromosomes
- ❍ C. Le caryotype du syndrome de Turner est XXY
- ❍ D. Dans le syndrome de Turner il y a un seul X et 22 paires de chromosomes autosomes
- ❍ E. La phénylcétonurie est due à une erreur innée du métabolisme

14. Les fièvres éruptives

- ❍ A. La rougeole
- ❍ B. La varicelle
- ❍ C. Les oreillons
- ❍ D. La scarlatine
- ❍ E. L'ictère par obstruction

15. Les complications de fièvres éruptives

- ❍ A. Pour la rougeole/des bronchopneumopathies
- ❍ B. Pour la scarlatine/RAA
- ❍ C. Pour la varicelle/L'infection des lésions cutanées
- ❍ D. Pour la rubéole de la femme enceinte/malformation de l'embryon
- ❍ E. Pour la variole/pas de complications

16. Quel virus est le plus souvent responsable de la méningite ?

- ❍ A. L'herpès
- ❍ B. L'entérovirus
- ❍ C. L'adénovirus
- ❍ D. HHV6
- ❍ E. CMV

17. L'accouchement

- ❍ A. Un accouchement dystocique est un accouchement qui se déroule tout à fait normalement sur le plan physiologique

- B. Un accouchement eutocique est un accouchement qui ne se déroule pas normalement
- C. Dans une césarienne il y a incision au niveau de la vulve pour faciliter la sortie du fœtus
- D. Une épisiotomie est une ouverture de la paroi abdominale
- E. Une présentation par l'épaule annonce un accouchement dystocique

18. La péridurale

- A. La péridurale (ou épidurale) est une technique d'anesthésie loco-régionale consistant à injecter, via un cathéter introduit dans la zone lombaire, près des nerfs qui transmettent la douleur, un produit analgésique ou anesthésique
- B. La péridurale (ou épidurale) est une technique d'anesthésie générale
- C. Il ne faut pas avoir peur de rester paralysée après une péridurale car l'injection est effectuée autour de la moelle et non pas à l'intérieur de la moelle
- D. Péridurale et rachi anesthésie, c'est la même technique
- E. La rachianesthésieconsiste à injecter un anesthésique (local) directement dans le liquide céphalorachidien

19. Le placenta

- A. Le placenta prævia est une localisation anormale du placenta
- B. Le placenta est normalement inséré dans le haut de l'utérus
- C. Le placentaest dit prævia lorsqu'il n'est pas inséré dans le haut de l'utérus
- D. Le placenta præviapeut être responsable d'hémorragies sévères au cours du troisième trimestre de la grossesse
- E. Généralement le placenta prævia se repositionne en haut de l'utérus au cours de la grossesse

20. Quelles sont les causes d'ictère à bilirubine conjuguée ?

- A. L'atrésie des voies biliaires
- B. Les infections urinaires
- C. La mucoviscidose
- D. L'allaitement maternel
- E. La maladie de Gilbert

21. Quelles sont les complications à craindre chez un nouveau-né prématuré de mère diabétique ?

- A. L'hypoglycémie
- B. L'hyperglycémie
- C. L'hypocalcémie
- D. L'hypothermie
- E. L'insuffisance cardiaque

22. Quels sont les facteurs de risque des rhinopharyngites à répétition

- A. Séjourner dans des collectivités
- B. Le tabagisme passif
- C. Le RGO

- D. La carence martiale
- E. La carence en vitamine D

23. Quelles sont les principales complications précoces de la prématurité ?

- A. La maladie des membranes hyalines
- B. La persistance du canal artériel
- C. L'entérocolite ulcéro nécrosante
- D. L'hémorragie intra ventriculaire
- E. La surdité

24. Quels sont les signes cliniques de dénutrition chez l'enfant ?

- A. La fonte du pannicule adipeux
- B. La fonte musculaire
- C. Les œdèmes
- D. Les troubles des phanères
- E. Le pli cutané persistant

25. Les actes suivants sont inscrits dans le rôle propre infirmier

- A. Soins de bouche avec applications de produits médicamenteux et, en tant que de besoin aide instrumentale
- B. Dépistage et évaluation des risques de maltraitance
- C. Soins et surveillance des patients sous dialyse rénale ou péritonéale
- D. Injection vaginale
- E. Mesure de la pression veineuse centrale

26. Les actes techniques

- A. Seul l'infirmier diplômé d'état anesthésiste peut pratiquer une réanimation post opératoire sans la présence d'un médecin anesthésiste
- B. L'infirmier diplômé d'état anesthésiste peut pratiquer une réanimation post opératoire
- C. S'il n'y a pas de puéricultrice diplômée d'état disponible, une infirmière peut installer, surveiller, un nouveau-né en incubateur
- D. Une infirmière non puéricultrice est habilitée à pratiquer un recueil aseptique des urines chez un nourrisson sur prescription médicale
- E. L'infirmier n'est pas autorisé à faire une toilette périnéale

27. La morale

- A. La morale s'exprime par des lois - des commandements
- B. La morale traite du bien à faire et du mal à éviter
- C. La morale répond à la question : que dois-je faire ?
- D. La morale fait apparaître l'impératif : il faut
- E. Elle est une et universelle

28. L'éthique

- ❍ A. Elle est fonction des situations, des personnes, des coutumes
- ❍ B. Elle est toujours relative
- ❍ C. Elle répond à la question : comment vivre ? comment faire ?
- ❍ D. Elle met en action les désirs
- ❍ E. Elle relève de l'individu

29. les buts des soins infirmiers et l'éthique

- ❍ A. Promouvoir la santé
- ❍ B. Prévenir la maladie
- ❍ C. Restaurer la santé
- ❍ D. Soulager la souffrance
- ❍ E. Les responsabilités juridiques de l'infirmier sont régies par le code civil

30. L'éthique et les principes

- ❍ A. Principe d'autonomie de la personne
- ❍ B. Principe de bientraitance et de non maltraitance
- ❍ C. Principe de justice et d'équité
- ❍ D. Principe de vérité et de véracité
- ❍ E. Principe de confidentialité

31. Avant de poser un acte éthique

- ❍ A. Il est nécessaire de clarifier le problème qui se pose
- ❍ B. L'infirmière clarifie seule le problème
- ❍ C. La clarification du problème se fait en équipe
- ❍ D. La clarification se fait avec les soignants - les médecins
- ❍ E. La clarification se fait avec la personne soignée si possible et avec sa famille ou ses proches

32. L'analyse d'une situation posant un problème éthique

- ❍ A. Il y a six catégories de repères
- ❍ B. Les repères juridiques
- ❍ C. Les repères déontologiques
- ❍ D. Les repères chartes et recommandations
- ❍ E. Les repères moraux : philosophiques et religieux

33. En lien avec des situations éthiques

- ❍ A. Un infirmier doit s'assurer du consentement d'un malade avant de lui faire un soins relevant du rôle de prescription (si le malade est conscient)
- ❍ B. Il n'est pas nécessaire qu'un infirmier s'assure du consentement d'un malade avant de lui faire une prescription (si le malade est conscient)
- ❍ C. Un patient a le droit de refuser un soin
- ❍ D. Il est possible de prélever un organe chez une personne décédée dans la mesure, où de son vivant, elle n'a pas fait connaître son refus
- ❍ E. L'interruption thérapeutique d'une grossesse peut se faire sans aucune limite dans la durée de la gestation

34. Les agences régionales de santé
Cochez les réponses fausses

- ❍ A. Ont pour sigle ARS
- ❍ B. Ont pour mission le pilotage de la politique de santé publique en région
- ❍ C. Ont pour mission la régulation de l'offre de santé
- ❍ D. Est une instance nationale
- ❍ E. Crées en 1994

35. Le service PMI

- ❍ A. Est un service départemental
- ❍ B. Est synonyme de la DDASS
- ❍ C. Concerne la protection de la santé
- ❍ D. Concerne la protection sociale
- ❍ E. Concerne la protection contre les mauvais traitements

36. Les actions du service de PMI en faveur des futurs parents sont :

- ❍ A. La préparation au mariage
- ❍ B. L'examen prénuptial obligatoire
- ❍ C. Les activités de planification et d'éducation familiale
- ❍ D. Sont payantes pour les futurs parents qui en bénéficient
- ❍ E. Pour la femme recherche des anticorps antirubéole - anti toxoplasmose

37. Les migrants en cours de demande d'asile

- ❍ A. Peuvent avoir accès aux services de la PMI pour leurs enfants jusqu'à 6 ans révolus
- ❍ B. Peuvent faire une demande de couverture maladie universelle
- ❍ C. Peuvent scolariser leurs enfants
- ❍ D. Peuvent s'adresser à un PASS dans les hôpitaux pour être soignés
- ❍ E. Sont libres de circuler en France

38. Les numéros d'appel nationaux pour signaler des situations de maltraitance

- ❍ A. Pour les maltraitances envers des personnes âgées numéro d'appel national le 3977
- ❍ B. Pour les maltraitances envers des enfants numéro d'appel national le 119
- ❍ C. La personne qui appelle doit obligatoirement donner son nom
- ❍ D. La personne qui appelle doit obligatoirement donner l'adresse de son domicile
- ❍ E. L'appel téléphonique n'apparaît pas sur la facture du téléphone

39. La PMI

- ❍ A. Regroupe des actions concernant seulement les mères et les enfants
- ❍ B. Est un service départemental
- ❍ C. Le personnel soignant des hôpitaux est concerné par la PMI
- ❍ D. Les infirmiers libéraux sont concernés par la PMI
- ❍ E. Les médecins sont concernés par la PMI

40. L'ASE

- ❍ A. Signifie aide sociale à l'enfance
- ❍ B. Signifie aide et soins aux enfants
- ❍ C. Est un service régional
- ❍ D. A une mission de soutien matériel, éducatif et psychologique » entre autres aux mineurs en danger
- ❍ E. A une mission un soutien scolaire (aide aux devoirs)

QROC

1. Le médecin prescrit de l'Héparine 20 000 UI/24 h au PSE. Préparez la seringue électrique de manière à ce que le débit de celle-ci, soit de 2 mL/h.

2. Définissez l'image du corps.

3. Définissez le schéma corporel.

4. Définissez l'anorexie.

5. Quels sont les déterminants de la scarification ?

6. Qu'est-ce qu'un fantasme ?

7. Qu'est-ce qu'une hallucination ?

8. Qu'est-ce qu'un délire ?

9. Qu'aborde la loi n°2011-803 du 5 juillet 2011.

10. Qu'est-ce qu'une phobie ?

CORRIGÉS DU GROUPE D'EXERCICES N°5

QCM

1. L'eau et l'électrolytes dans l'organisme

- ☑ A. Les mouvements de l'eau et des électrolytes sont étroitement liés
- ☑ B. Au travers d'une membrane, l'eau va du compartiment le moins concentré en électrolytes vers le compartiment le plus concentré en électrolytes
- ☑ C. « Le sel retient l'eau dans les tissus »

2. Les nutriments (1)

- ☑ B. 1 gramme de protéines apporte 4 kcal
- ☑ C. 1 gramme de lipides apporte 9 kcal
- ☑ D. 1 gramme de glucides apporte 4 kcal

3. Les nutriments (2)

- ☑ A. Les lipides ont un rôle énergique
- ☑ B. Les lipides ont un rôle structural
- ☑ C. Les lipides ont un rôle fonctionnel
- ☑ D. Les lipides sont des esters qui résultent de l'association d'un alcool + acide gras

4. Les nutriments (3)

- ☑ A. Calcium et phosphore sont des besoins de l'organisme
- ☑ B. Magnésium fait partie des besoins de l'organisme
- ☑ C. Fer fait partie des besoins de l'organisme
- ☑ D. Zinc fait partie des besoins de l'organisme
- ☑ E. Iode fait partie des besoins de l'organisme

5. Les régimes (I)

- ☑ B. Le régime d'un enfant atteint de mucoviscidose est hypercalorique
- ☑ C. Le régime d'un enfant atteint de mucoviscidose est hyperprotidique
- ☑ D. Le régime d'un enfant atteint de mucoviscidose est supplémenté en vitamines A D K E

6. Les régimes (2)

- ☑ A. La phénylcétonurie est une maladie héréditaire du métabolisme de la phénylalanine
- ☑ B. La phénylalanine est un acide aminé indispensable
- ☑ D. Il faut à la fois restreindre et apporter de la phénylalanine dans l'alimentation
- ☑ E. Sans régime l'enfant phénylcétonurique présentera des dommages cérébraux importants

7. La viande Halal

- ☑ A. Pour qu'une viande soit halal il faut tuer l'animal en respectant trois points essentiels
- ☑ C. Deuxième point à respecter en tuant l'animal : Égorger ou frapper à la poitrine en prononçant le nom d'Allah

☑ D. Troisième point à respecter en tuant l'animal :L'animal doit avoir la tête tournée vers La Mecque

☑ E. L'animal doit être conscient au moment d'être sacrifié

8. La dentition de l'adulte comprend

☑ B. 8 incisives

☑ C. 4 canines

☑ D. 8 prémolaires

☑ E. 12 molaires

9. Les examens pré transfusionnels sont :

☑ A. Le groupage sanguin ABO, Rhésus D

☑ B. La recherche d'agglutinines irrégulières de moins de 24 heures

☑ C. Le phénotype Rh Kell (C, c, E, e K)

☑ D. Les examens virologiques (Sida, VHB, VHC)

☑ E. Le dosage des transaminases (ALAT)

10. Le pancréas

☑ E. Libère le suc pancréatique dans le duodénum par le canal pancréatique

11. Les vitamines liposolubles

☑ B. La vitamine A est une vitamine liposoluble

☑ D. La vitamine D est une vitamine liposoluble

☑ E. La vitamine K est une vitamine liposoluble

12. Les vitamines hydrosolubles

☑ A. La vitamine C

☑ D. Les vitamines B

13. Les maladies génétiques

☑ A. La trisomie 21 est une anomalie chromosomique

☑ D. Dans le syndrome de Turner il y a un seul X et 22 paires de chromosomes autosomes

☑ E. La phénylcétonurie est due à une erreur innée du métabolisme

14. Les fièvres éruptives

☑ A. La rougeole

☑ B. La varicelle

☑ D. La scarlatine

15. Les complications de fièvres éruptives

☑ A. Pour la rougeole/des bronchopneumopathies

☑ B. Pour la scarlatine/RAA

☑ C. Pour la varicelle/L'infection des lésions cutanées

☑ D. Pour la rubéole de la femme enceinte/malformation de l'embryon

16. Quel virus est le plus souvent responsable de la méningite ?

☑ B. L'entérovirus

17. L'accouchement

☑ E. Une présentation par l'épaule annonce un accouchement dystocique

18. La péridurale

☑ A. La péridurale (ou épidurale) est une technique d'anesthésie loco-régionale consistant à injecter, via un cathéter introduit dans la zone lombaire, près des nerfs qui transmettent la douleur, un produit analgésique ou anesthésique

☑ C. Il ne faut pas avoir peur de rester paralysée après une péridurale car l'injection est effectuée autour de la moelle et non pas à l'intérieur de la moelle

☑ E. La rachianesthésie consiste à injecter un anesthésique (local) directement dans le liquide céphalorachidien

19. Le placenta

☑ A. Le placenta prœvia est une localisation anormale du placenta

☑ B. Le placenta est normalement inséré dans le haut de l'utérus

☑ C. Le placentaest dit prœvia lorsqu'il n'est pas inséré dans le haut de l'utérus

☑ D. Le placenta prœviapeut être responsable d'hémorragies sévères au cours du troisième trimestre de la grossesse

20. Quelles sont les causes d'ictère à bilirubine conjuguée ?

☑ A. L'atrésie des voies biliaires

☑ B. Les infections urinaires

☑ C. La mucoviscidose

21. Quelles sont les complications à craindre chez un nouveau-né prématuré de mère diabétique ?

☑ A. L'hypoglycémie

☑ B. L'hyperglycémie

☑ C. L'hypocalcémie

22. Quels sont les facteurs de risque des rhinopharyngites à répétition

☑ A. Séjourner dans des collectivités

☑ B. Le tabagisme passif

☑ C. Le RGO

☑ D. La carence martiale

23. Quelles sont les principales complications précoces de la prématurité ?

☑ A. La maladie des membranes hyalines

☑ B. La persistance du canal artériel

☑ C. L'entérocolite ulcéro nécrosante

☑ D. L'hémorragie intra ventriculaire

24. Quels sont les signes cliniques de dénutrition chez l'enfant ?

☑ A. La fonte du pannicule adipeux
☑ B. La fonte musculaire
☑ C. Les œdèmes
☑ D. Les troubles des phanères

25. Les actes suivants sont inscrits dans le rôle propre infirmier

☑ B. Dépistage et évaluation des risques de maltraitance
☑ C. Soins et surveillance des patients sous dialyse rénale ou péritonéale

26. Les actes techniques

☑ B. L'infirmier diplômé d'état anesthésiste peut pratiquer une réanimation post opératoire
☑ C. S'il n'y a pas de puéricultrice diplômée d'état disponible, une infirmière peut installer, surveiller, un nouveau-né en incubateur
☑ D. Une infirmière non puéricultrice est habilitée à pratiquer un recueil aseptique des urines chez un nourrisson sur prescription médicale

27. La morale

☑ A. La morale s'exprime par des lois - des commandements
☑ B. La morale traite du bien à faire et du mal à éviter
☑ C. La morale répond à la question : que dois-je faire ?
☑ D. La morale fait apparaître l'impératif : il faut
☑ E. Elle est une et universelle

28. L'éthique

☑ A. Elle est fonction des situations, des personnes, des coutumes
☑ B. Elle est toujours relative
☑ C. Elle répond à la question : comment vivre ? comment faire ?
☑ D. Elle met en action les désirs
☑ E. Elle relève de l'individu

29. Les buts des soins infirmiers et l'éthique

☑ A. Promouvoir la santé
☑ B. Prévenir la maladie
☑ C. Restaurer la santé
☑ D. Soulager la souffrance

30. L'éthique et les principes

☑ A. Principe d'autonomie de la personne
☑ B. Principe de bientraitance et de non maltraitance
☑ C. Principe de justice et d'équité
☑ D. Principe de vérité et de véracité
☑ E. Principe de confidentialité

31. Avant de poser un acte éthique

- ☑ A. Il est nécessaire de clarifier le problème qui se pose
- ☑ C. La clarification du problème se fait en équipe
- ☑ D. La clarification se fait avec les soignants - les médecins
- ☑ E. La clarification se fait avec la personne soignée si possible et avec sa famille ou ses proches

32. L'analyse d'une situation posant un problème éthique

- ☑ B. Les repères juridiques
- ☑ C. Les repères déontologiques
- ☑ D. Les repères chartes et recommandations
- ☑ E. Les repères moraux : philosophiques et religieux

33. En lien avec des situations éthiques

- ☑ A. Un infirmier doit s'assurer du consentement d'un malade avant de lui faire un soins relevant du rôle de prescription (si le malade est conscient)
- ☑ C. Un patient a le droit de refuser un soin
- ☑ E. L'interruption thérapeutique d'une grossesse peut se faire sans aucune limite dans la durée de la gestation

34. Les agences régionales de santé

- ☑ D. Est une instance nationale
- ☑ E. Crées en 1994

35. Le service PMI

- ☑ A. Est un service départemental
- ☑ C. Concerne la protection de la santé
- ☑ D. Concerne la protection sociale
- ☑ E. Concerne la protection contre les mauvais traitements

36. Les actions du service de PMI en faveur des futurs parents sont :

- ☑ B. L'examen prénuptial obligatoire
- ☑ C. Les activités de planification et d'éducation familiale
- ☑ E. Pour la femme recherche des anticorps antirubéole - anti toxoplasmose

37. Les migrants en cours de demande d'asile

- ☑ A. Peuvent avoir accès aux services de la PMI pour leurs enfants jusqu'à 6 ans révolus
- ☑ B. Peuvent faire une demande de couverture maladie universelle
- ☑ C. Peuvent scolariser leurs enfants
- ☑ D. Peuvent s'adresser à un PASS dans les hôpitaux pour être soignés
- ☑ E. Sont libres de circuler en France

38. Les numéros d'appel nationaux pour signaler des situations de maltraitance

- ☑ A. Pour les maltraitances envers des personnes âgées numéro d'appel national le 3977

☑ B. Pour les maltraitances envers des enfants numéro d'appel national le 119

☑ E. L'appel téléphonique n'apparaît pas sur la facture du téléphone

39. La PMI

☑ B. Est un service départemental

☑ C. Le personnel soignant des hôpitaux est concerné par la PMI

☑ D. Les infirmiers libéraux sont concernés par la PMI

☑ E. Les médecins sont concernés par la PMI

40. L'ASE

☑ A. Signifie aide sociale à l'enfance

☑ D. A une mission de soutien matériel, éducatif et psychologique » entre autres aux mineurs en danger

QROC

1. Le médecin prescrit de l'Héparine 20 000 UI/24 h au PSE. Préparez la seringue électrique de manière à ce que le débit de celle-ci, soit de 2 mL/h.

Vous disposez d'héparine de 1 mL à 5 000 UI, de sérum physiologique et d'une seringue.
Pour préparer la seringue de 20 000 UI, j'ai besoin de 4 ampoules de 1 mL à 5 000 UI.
Soit 4 mL d'héparine.
Je dilue dans une seringue de 48 mL (2 x 24 h, vitesse 2) : 4 mL d'héparine + 44 mL de sérum physiologique.
Mon débit sera donc de 48/24 = 2 mL/h.

2. Définissez l'image du corps.

L'image du corps appartient au champ psychanalytique. Elle est propre à chacun : elle est liée au sujet et à son histoire. Elle se structure par la relation, et demeure inconsciente. C'est l'aboutissement de la construction de l'identité psychique et corporelle. Image du corps et constitution du psychisme sont donc indissociables.

3. Définissez le schéma corporel.

Il renvoie plutôt au corps biologique et physiologique. C'est l'idée neurologique de la représentation du corps, c'est-à-dire ce qui permet au sujet d'avoir une conscience globale de son corps. Le schéma corporel se construit très tôt, dans les premiers mois de la vie, à partir de données kinesthésiques, posturales, tactiles, visuelles, en s'édifiant peu à peu grâce à la maturation du système nerveux. Le schéma corporel s'inscrit dans une genèse causale entre certaines lésions centrales et des perturbations fonctionnelles.

4. Définissez l'anorexie.

Il y a dans l'anorexie une appréhension par le sujet de l'image du corps allant jusqu'à la dismorphophobie : ainsi, la représentation d'un corps énorme alors que la jeune fille est très maigre. Les besoins corporels sont totalement déniés. La jeune fille est « hors corps », comme immatérielle. Il y a perte de conscience des limites corporelles, des sensations de faim, de froid, de fatigue. Il s'agit de modifier son corps pour le conformer à une image idéale désincarnée. Le corps ainsi épuré apparaît indestructible, invulnérable, associé à une puissance illimitée.

Exemple de la patiente qui voulait ressembler à un fil : il y avait d'une part le désir de n'avoir aucun poids (ce qui pouvait s'entendre dans son discours comme le fait de ne rien prendre à sa charge et de tout laisser à la charge de l'autre : elle voulait d'ailleurs se faire forcer) ; d'autre part, le désir d'être un fil répondait à une question, celle de la différence sexuelle insoluble : ni fille ni garçon, mais fil.

5. Quels sont les déterminants de la scarification ?

Les déterminants en sont très divers. Ce que rapportent les patients la plupart du temps, c'est que cela les aide à évacuer le mal. C'est une conduite visant à réduire la tension psychique par le biais de la mutilation. Il suffit parfois que le symbolique ou le désir de l'Autre pointent le bout de leur nez, avec la dose de castration impliquée pour que le sujet s'entaille. Quid de cette pratique, pour laquelle les patients avouent sans ambages que cela procure de la jouissance ? Il y a un rejet de la castration et de l'Autre. On dit bien « se couper de l'autre ». La scarification accompagne à merveille la conduite anorexique.

6. Qu'est-ce qu'un fantasme ?

Le fantasme peut se définir comme une production imaginaire qui représente le sujet dans un scénario déterminé, à la manière d'un rêve, et figure, d'une manière plus ou moins voilée, un désir.

7. Qu'est-ce qu'une hallucination ?

Perception sans objet à percevoir ou plutôt altération des perceptions, simple, élémentaire, complexe ou élaborée, qui peut intéresser tous les domaines, surtout visuel, auditif, tactile, cénesthésique (affectant alors la sensibilité interne, à type de torsion viscérale, de grossesse, cénesthésies et/ou les éprouvés sexuels) : "j'ai vu, j'ai entendu, j'ai senti".

8. Qu'est-ce qu'un délire ?

Le délire se situe entre d'une part la médecine psychiatrique et d'autre part la société, l'histoire de cette société et sa culture. D'un côté on aura donc les notions de soin, de guérison ou de pathologique et de l'autre seront les notions de fantasme, d'art, de religion...s
Le "symptôme délire" est un problème médical, qu'il faut relativiser en tenant compte de l'époque, du lieu, de la culture.

- Le délire prend son sens par rapport à d'autres unités; c'est donc un symptôme.
- Dans le rapport qu'il a avec la réalité, le malade délirant se trompe; le délire est donc aussi une erreur.

9. Qu'aborde la loi n°2011-803 du 5 juillet 2011.

Cette loi est relative aux droits et à la protection des personnes faisant l'objet de soins psychiatriques sans consentement et aux modalités de leur prise en charge.

10. Qu'est-ce qu'une phobie ?

C'est la peur panique d'un danger extérieur et réel, due au déplacement d'une angoisse irrésolue concernant un Objet imaginaire généralement méconnu du sujet.

Partie 3

Épreuve d'admission

Énoncés des 5 situations
Corrigés des 5 situations

LA PRÉPARATION PROPOSÉE POUR L'ÉPREUVE D'ADMISSION

- Exercices centrés sur l'étude de situations en rapport avec l'exercice professionnel infirmier.
- Les exercices proposés vous entraînent à vérifier des connaissances dont vous devez pouvoir faire preuve avant d'aborder une spécialisation.
- Lors de l'épreuve d'admission, l'exposé de la situation est prévu en 10 minutes suivi d'une discussion de 10 minutes avec le jury. Si les situations présentes dans cet ouvrage sont plus longues, c'est pour vous entraîner à les analyser pour pouvoir ensuite les présenter et les soutenir en un temps limité.

ÉNONCÉS DES 5 SITUATIONS

SITUATION N°1

Christine a obtenu son diplôme d'état d'infirmière il y a 5 ans et depuis elle exerce dans le même CHU et la même unité de soins.

Elle souhaite devenir puéricultrice dans le service de pédiatrie du CHU dans lequel elle exerce actuellement.

Elle se pose les questions suivantes :

1. Diplômée puéricultrice, serai-je certaine de pouvoir exercer en pédiatrie dès l'obtention de mon diplôme de puériculture ?

2. Si un poste est disponible en réanimation néonatale et qu'une infirmière sollicite comme moi ce poste serai-je prioritaire ?

3. Quel sera mon statut professionnel ?

4. Serai-je toujours titulaire ?

5. Quelle est la réglementation qui va régir mon exercice professionnel ?

6. Mon changement de service sera-t-il une mutation ? une nouvelle affectation ?

7. Serai-je le supérieur hiérarchique des auxiliaires de puériculture ?

SITUATION N°2

Avant de commencer à appliquer les prescriptions médicales, l'infirmière qui travaille en binôme avec vous, vous demande :

- d'installer Mme Z dans une chambre individuelle ;
- de citer les mesures de protection contre l'infection, les probables parasitoses ;
- de nommer sans détailler les éléments de surveillance de Mme Z s'inscrivant dans le champ de vos compétences.

Après avoir rappelé la situation :
Vous préciserez ce que signifie « installer ».
Puis vous citerez les mesures de protection contre l'infection, les probables parasitoses…
Puis vous citerez les éléments de surveillance de Mme Z s'inscrivant dans le champ de vos compétences.

SITUATION N°3

Gabrielle et Didier sont les parents de deux enfants Jules et Francine.
Jules, âgé de quatre ans fréquente l'école maternelle - Francine âgée de deux mois « reste à la maison » avec sa maman pendant le congé maternité de celle-ci. Puis il est prévu qu'elle aille à la crèche.

Gabrielle et Francis sont ennuyés avec la nouvelle obligation imposant onze vaccinations ; ils contestent par exemple, l'obligation de la vaccination contre la rougeole : « cela ne sert à rien de vacciner contre une maladie aussi bénigne - Tous les enfants font la rougeole- D'ailleurs Jules n'est pas vacciné... »

Que pouvez-vous leur expliquer ?

SITUATION N°4

L'année 2018 sera marquée par les états généraux de bioéthique.
Les différents travaux dans le cadre de ces états généraux mettent en évidence là où nous en sommes sur des questions essentielles comme la procréation médicalement assistée, l'euthanasie, l'utilisation des embryons, la génétique..., et ce qui peut advenir dans un avenir proche ou plus lointain.
Vous ne pouvez pas vous en désintéresser !
Ainsi, il est fortement question le recours à l'imagerie médicale, et plus particulièrement la neuro-imagerie ou imagerie cérébrale.

Pouvez-vous expliquer en quoi consiste la neuro-imagerie ou imagerie cérébrale ?

SITUATION N°5

Un groupe de stagiaire dans un service de maladies infectieuses vous demande :

En quoi consiste "un accident exposant au sang (AES)" ?

CORRIGÉS DES 5 SITUATIONS

SITUATION N°1

SUGGESTION

Christine a obtenu son diplôme d'état d'infirmière il y a 5 ans et depuis elle exerce dans le même CHU et la même unité de soins.

Elle souhaite devenir puéricultrice dans le service de pédiatrie du CHU dans lequel elle exerce actuellement.

Elle se pose les questions suivantes :

1. Diplômée puéricultrice, serai-je certaine de pouvoir exercer en pédiatrie dès l'obtention de mon diplôme de puériculture ?

Non, ce sera fonction des effectifs.

2. Si un poste est disponible en réanimation néonatale et qu'une infirmière sollicite comme moi ce poste serai-je prioritaire ?

Oui, car dans les unités de réanimation néonatale, ce sont les puéricultrices qui sont prioritaires.

3. Quel sera mon statut professionnel ?

Il est important de prendre connaissance :
Décret n°2010-1139 du 29 septembre 2010 portant statut particulier du corps des infirmiers en soins généraux et spécialisés de la fonction publique hospitalière.
NOR : SASH1016410D
Version consolidée au 09 décembre 2016.

Dans la fonction publique hospitalière le statut professionnel d'infirmière puéricultrice existe avec un recrutement sur titre.

4. Serai-je toujours titulaire ?

Vous serez toujours titulaire de la fonction publique hospitalière.

En ce qui concerne votre titularisation dans votre emploi :

Les infirmiers en soins généraux et spécialisés reçus à l'un des concours mentionnés aux articles 6, 7 et 8 du décret cité ci-dessus sont nommés agents stagiaires par l'autorité investie du pouvoir de nomination et accomplissent un stage d'une durée d'une année.

À l'issue du stage, les agents stagiaires dont les services ont donné satisfaction sont titularisés par l'autorité investie du pouvoir de nomination.

Les agents qui n'ont pas été titularisés à l'issue du stage peuvent être autorisés à accomplir un stage complémentaire d'une durée maximale d'un an.

Les agents stagiaires qui n'ont pas été autorisés à effectuer un stage complémentaire ou dont le stage complémentaire n'a pas donné satisfaction sont soit licenciés s'ils n'avaient pas préalablement la qualité de fonctionnaire, soit réintégrés dans leur corps ou cadre d'emplois d'origine.

5. Quelle est la réglementation qui va régir mon exercice professionnel ?

Les infirmiers de bloc opératoire et les puéricultrices exercent les fonctions définies respectivement par les articles R. 4311-11 et R. 4311-13 du code de la santé publique.

6. Mon changement de service sera-t-il une mutation ? une nouvelle affectation ?

Ce sera une nouvelle affectation.

7. Serai-je le supérieur hiérarchique des auxiliaires de puériculture ?

Non, c'est le cadre de santé de proximité qui est le supérieur hiérarchique des auxiliaires de puériculture (et le vôtre).

SITUATION N°2

SUGGESTION DE PRÉPARATION

Vous préciserez ce que signifie « installer ».
Puis vous citerez les mesures de protection contre l'infection, les probables parasitoses...
Puis vous citerez les éléments de surveillance de Mme Z s'inscrivant dans le champ de vos compétences.

Puis décodez très soigneusement ce sujet

Avant de commencer à appliquer les prescriptions médicales, l'infirmière qui travaille en binôme avec vous, vous demande...

- Vous ne travaillez pas seule.

d'installer Mme Z dans une chambre individuelle...

- Vous aurez à vérifier l'état de cette chambre individuelle avant d'installer Mme Z.

de citer les mesures de protection contre l'infection, les probables parasitoses...

- Vous avez juste à citer.

Les mesures de protection, donc de prévention de contagion :

- Contre les infections :
  - contagion de Mme Z à d'autres personnes ;
  - contagion de Mme Z par d'autres personnes ;
  - vous ne pouviez pas omettre d'aborder les infections nosocomiales.
- Contre les probables parasitoses : gale et poux :

de nommer sans détailler les éléments de surveillance de Mme Z s'inscrivant dans le champ de vos compétences.

- Vous n'aviez pas à détailler, mais uniquement à nommer
- Vous nommiez les éléments que vous utilisez dans votre surveillance infirmière

SUGGESTION

Introduction

Vous pouvez faire une présentation rapide de Mme Z.

Vous pouvez annoncer que vous teniez compte du besoin de se reposer, de dormir, de Mme Z, mais que vous ne pouvez pas encore l'inviter à dormir dans son futur lit. Aussi vous installez Mme Z le plus confortablement possible en lui expliquant que rapidement elle sera dans sa chambre, et vous essayez de l'encourager à boire l'eau que vous mettez à sa disposition.

Vous indiquez à Mme Z comment appeler si besoin.

Puis vous donnez le plan retenu pour votre réponse au sujet du devoir.

Vous pouvez titrer les paragraphes en utilisant le sujet des questions :

- 1er paragraphe : Installation de la chambre individuelle ;
- 2e paragraphe : Citation des mesures de protection contre l'infection, les probables parasitoses ;
- 3e paragraphe : Nomination des éléments de surveillance de Mme Z s'inscrivant dans le champ de mes compétences.

Et vous proposez une **problématique** :

Comment mettre en place un plan de soin personnalisé chez une personne que je ne connais pas, mais qui est visiblement en situation de vulnérabilité et de précarité, situation provoquant inévitablement de la souffrance physique et psychologique ?

Sachant :

- que les personnes dans ce type de situation sont presque toujours sur la « défensive », et ne « font pas confiance ».-qu'il est impératif d'éviter les dangers ;
- qu'infirmière j'ai à faire le choix des éléments de surveillance dont j'ai besoin pour soigner Mme Z.

Développement

<u>Installation de la chambre individuelle</u>

Avant d'installer la chambre pour Mme Z, il est nécessaire de vérifier l'état de cette chambre (propreté - désinfection - vérification des tiroirs, armoires...), d'aérer, puis de vérifier la température de la pièce (ajuster selon la température extérieure).

<u>Citation des mesures de protection contre l'infection, les probables parasitoses</u>

Il y a une suspicion de tuberculose pulmonaire, ainsi que de gale et de poux, **sans attendre la confirmation du diagnostic**, seront mises en place les précautions d'hygiène suivantes :

- les précautions d'hygiène de base pour tous les soins (ne pas oublier de citer le lavage des mains) ;
- les précautions standards à appliquer lors des soins pouvant entrainer un risque de transmission ;
- les précautions particulières ayant pour but de prévenir la transmission d'un agent infectieux en fonction du mode de contamination ;
- application des règles concernant le traitement du linge et des déchets.

<u>Nomination des éléments de surveillance de Mme Z s'inscrivant dans le champ de mes compétences</u>

Préparer une feuille de surveillance sur laquelle seront notés :

- Les courbes
  - de température ;
  - des pulsations ;
  - de la fréquence respiratoire ;
  - la fréquence cardiaque ;
  - du poids ;
  - de la diurèse avec établissement d'une courbe.

Selon les habitudes du service, un cahier ou..., indiquant :

- les caractéristiques du transit intestinal et des selles ;
- les résultats d'analyses d'urine praticables avec des bandelettes (sans envoi au laboratoire) ;
- les éventuelles manifestations de douleur avec leurs caractéristiques ;
- la présence de toux et ses caractéristiques ;
- quantité de liquide absorbée en 24 heures.

Conclusion

En lien avec le sujet et avec la problématique.

SITUATION N°3

Elements de réponse à reprendre

- Ne pas brusquer les parents.
- Être à leur écoute attentive lors du développement de leurs arguments contre la vaccination anti rougeole pour les utiliser, les réajuster... lors de votre entretien avec eux.

Donnez-leur les informations suivantes :

- Souvent bénigne, la rougeole peut cependant provoquer de complications importantes essentiellement broncho pulmonaires.

Gabrielle n'est pas vaccinée ; elle risque d'être contaminée à l'école maternelle, puis de contaminer Julien.

Julien va aller à la crèche, collectivité où il risque d'être contaminé, comme dans toutes institutions surtout celles regroupant des enfants. A noter que non vacciné contre la rougeole, il ne pourra être accepté à la crèche même s'il est déjà inscrit.

Après avoir diminué entre 2012 et 2016, le nombre de cas de rougeole augmente de manière importante depuis novembre 2017. Cette situation est la conséquence d'une couverture vaccinale insuffisante chez les nourrissons (79% avec deux doses de vaccin au lieu des 95% nécessaires), les enfants et les jeunes adultes. La très nette augmentation du nombre de cas depuis novembre 2017 en Nouvelle-Aquitaine se prolonge en 2018, avec la survenue de plusieurs foyers épidémiques dans cette région ainsi que dans d'autres régions françaises.

La rougeole est une infection virale très contagieuse et potentiellement grave pour laquelle il n'existe pas de traitement curatif. C'est une maladie qui ne touche pas seulement les jeunes enfants mais également les adolescents et les jeunes adultes. La rougeole est due à un virus respiratoire qui se transmet par la projection de gouttelettes salivaires ou respiratoires, en particulier lors de la toux et des éternuements. La contagiosité des cas de rougeole débute environ quatre jours avant l'éruption et dure jusqu'à quatre jours environ après le début de l'éruption.

Une personne atteinte de la rougeole peut contaminer quinze à vingt personnes.

Il est encore tout à fait possible de faire vacciner Gabrielle **Il est également important de se faire vacciner à l'âge adulte** car la rougeole n'est pas qu'une maladie de l'enfance. **De plus, les complications graves de la rougeole sont plus fréquentes chez les jeunes adultes**. La protection est assurée avec deux doses de vaccin ROR.

Insistez sur cet aspect : vacciner un enfant, c'est le protéger lui-même, mais également faire un acte de santé publique : plus il y aura d'enfants vaccinés, plus une éradication de la rougeole pourra être espérée ;

Enfin informer des poursuites judiciaires envisagées pour les parents ne respectant la nouvelle législation concernant les vaccins.

Pour rappel, les parents réfractaires à l'obligation vaccinale s'exposent en effet, en premier lieu, à la non-admission ou à la possible expulsion de la crèche ou de l'école, les onze vaccinations conditionnant désormais l'entrée des jeunes enfants en collectivité.

Enfin, ceux qui se risqueraient à falsifier des certificats médicaux ou autres documents officiels sont passibles de poursuites pour "faux et usage de faux". Cela vaut d'ailleurs autant pour les parents que pour les médecins qui auraient aidé ou participé à cette démarche, a notifié l'Ordre des médecins.

L'article L.3116-4, qui prévoyait six mois d'emprisonnement et de 3 750 euros d'amende pour refus de vaccinations obligatoires **est abrogé** par la loi n°2017-1836 du 30 décembre 2017 - art. 49.

Nb Si la famille concernée par la question est de race noire, savoir que les risques de graves complications de la rougeole sont à redouter.

Relisez le Décret n° 2018-42 du 25 janvier 2018 relatif à la vaccination obligatoire

SITUATION N°4

Elements de réponse à reprendre

« Cette dernière (la neuro imagerie) permet de visualiser les zones cérébrales impliquées dans les principales fonctions intellectuelles (langage, mémoire, pensée), émotionnelles et motrices », explique Lionel Naccache, neurologue à la Pitié-Salpêtrière et membre du Comité consultatif national d'éthique (1). « Les performances des techniques d'imagerie cérébrale ont permis à l'homme de réaliser un rêve : "voir" le cerveau vivant en train de fonctionner »

« En diagnostic médical, elle permet de localiser des accidents vasculaires cérébraux (AVC), des tumeurs cancéreuses ou des malformations congénitales »

« Elle permet de visualiser les neurones en activité, en mesurant l'afflux de sang oxygéné qui se produit dans la ou les régions où s'activent les neurones. »

Cependant :
En France, en 2012, le Comité national d'éthique (CCNE), l'Office parlementaire d'évaluation des choix scientifiques et technologiques (OPECST) et le Centre d'analyse stratégique, directement rattaché au premier ministre, avaient alerté sur le manque de fiabilité de l'imagerie cérébrale.
Pour éviter toute dérive, la loi prévoit que « les techniques d'imagerie ne peuvent être employées qu'à des fins médicales ou de recherche scientifique ou dans le cadre d'expertises judiciaires »,
A suivre.

SITUATION N°5

Elements de réponse à reprendre

Selon le GERES (Groupe d'Étude sur le risque d'exposition des soignants aux agents infectieux), un Accident Exposant au Sang (AES) est défini « comme tout contact avec du sang ou un liquide biologique contenant du sang et comportant soit une effraction cutanée (piqûre ou coupure) soit une projection sur une muqueuse (œil, bouche) ou sur une peau lésée. ».

« Lors de ce contact, le risque de transmission d'agents pathogènes existe et concerne l'ensemble des germes véhiculés par le sang ou les liquides biologiques (bactéries, virus, parasites et champignons).

On compte plus de 50 pathogènes qui sont directement transmissibles par le sang. Le risque de transmission après exposition au sang d'un patient infecté est de 0,3% pour le virus du Sida, 2 à 3% pour le virus de l'hépatite C, et 2 à 40% pour le virus de l'hépatite B.

« Des taux certes faibles mais qui entraînent des risques pour les patients à leur tour, d'autant plus que 70% des AES ne seraient pas déclarés » Pierre Parneix, praticien hospitalier et médecin hygiéniste, responsable du CCLIN Sud-Ouest et vice-président de la SF2H (Société française d'hygiène hospitalière), a précisé que « la sous-déclaration des AES demeure un problème considérable. La littérature évalue entre 50 à 90% le taux de non déclaration des AES. Une étude française réalisée dans un CHU Parisien en 20091 révèle également que certaines catégories de professionnels ne déclarent quasiment jamais leurs AES (chirurgiens). L'étude démontre aussi que plus on subit d'AES, moins on les déclare.

Annexes

ANNEXE 1

Arrêté du 15 mars 2010 modifiant l'arrêté du 12 décembre 1990 relatif à la scolarité, au diplôme d'État de puéricultrice et au fonctionnement des écoles (extrait en lien avec l'admission)

Pour être admis à suivre l'enseignement sanctionné par le diplôme d'État de puéricultrice les candidats doivent :

- être titulaires soit d'un diplôme, certificat ou autre titre mentionné à l'article L. 474-1 du code de la santé publique leur permettant d'exercer la profession d'infirmier (1) ou d'un certificat, titre ou attestation leur permettant d'exercer sans limitation la profession d'infirmier en application de l'article L. 477 du code de la santé publique ;
- être titulaires soit d'un diplôme, certificat ou autre titre mentionné au 3° de l'article L. 356-2 du code de la santé publique leur permettant d'exercer la profession de sage-femme ou d'une autorisation d'exercice délivrée par le ministre chargé de la santé en application des dispositions du 2° de l'article L. 356 du code de la santé publique, et avoir subi avec succès les épreuves du concours d'admission à la formation préparant au diplôme d'État de puéricultrice organisé par chaque école agréée, sous la responsabilité du directeur général de l'agence régionale de santé et avoir acquitté les droits de scolarité fixés par l'organisme gestionnaire après avis du conseil technique.

(1) Lire : infirmier, infirmière.

Liens relatifs à cet article

Cite :

- Code de la santé publique - art. L. 356
- Code de la santé publique - art. L. 356-2
- Code de la santé publique - art. L. 474-1
- Code de la santé publique - art. L. 477

En sus de la capacité théorique agréée et dans la limite de 10 p. 100 de l'effectif, sauf dérogation accordée dans l'agrément, les personnes titulaires d'un diplôme étranger d'infirmier ou de sage-femme, non validé pour l'exercice de la profession en France, peuvent être admises à suivre la formation après avoir satisfait à une épreuve écrite d'évaluation de leurs capacités à suivre la formation, organisée par le directeur de l'école de leur choix. Cette épreuve d'une durée d'une heure trente minutes est notée sur 20 points. Une note de 10 sur 20 est exigée pour être admis en formation.

ARTICLE 4

Pour les candidats résidant dans les départements ou territoires d'outre-mer, l'école ou les écoles de métropole choisies par les candidats peuvent organiser les épreuves écrites d'admissibilité sur place, sous la responsabilité des représentants de l'État, sous réserve qu'elles se passent le même jour et à la même heure qu'en métropole.

ARTICLE 6

- Modifié par arrêté 1995-06-16 art. 1 JORF 22 juin 1995

Pour se présenter au concours d'admission les candidats déposent à l'école ou aux écoles de leur choix un dossier comprenant les pièces énumérées ci-dessous :

- une demande manuscrite d'inscription ;
- une fiche individuelle d'état civil ;
- un curriculum vitae ;
- une copie certifiée conforme des diplômes, certificats ou titres visés à l'article 1er du présent arrêté ;
- un document attestant le versement des droits d'inscription au concours d'admission ;
- en cas de regroupement d'écoles, une liste faisant apparaître les choix du candidat classés par ordre préférentiel d'écoles.

Dans le cas où le candidat n'est pas titulaire du diplôme d'État d'infirmier ou de sage-femme, il doit fournir une attestation d'inscription en dernière année d'études conduisant à l'un de ces deux diplômes.

En cas de succès au concours, l'admission définitive du candidat est subordonnée à la justification par celui-ci qu'il est titulaire de l'un des diplômes précités. A défaut, il perd le bénéfice du concours.

Liens relatifs à cet article

Cite : Arrêté 1990-12-12 art. 1

ARTICLE 7

- Modifié par Arrêté du 25 août 2010 - art. 3

Le jury du concours d'admission est nommé et présidé par le directeur de l'école.
Il comprend :

- un médecin exerçant dans un établissement de santé public ou privé.
- le directeur de l'école de puéricultrices ou son représentant, moniteur ;
- une puéricultrice (1) ou un infirmier non enseignant exerçant des fonctions d'encadrement.

(1) Lire puéricultrice, puériculteur.

Si le nombre de candidats le justifie, directeur de l'école peut augmenter le nombre des membres du jury. Celui-ci est dans ce cas organisé en sous-groupes composés dans les mêmes proportions des membres énumérés ci-dessus.

ARTICLE 8

- Modifié par Arrêté 1993-01-21 art. 3 JORF 4 février 1993

Le concours d'admission porte sur le programme figurant à l'annexe I du présent arrêté (1).
Il comprend :

- 1. Deux épreuves écrites et anonymes d'admissibilité, chacune d'une durée d'une heure et trente minutes, affectées du coefficient 1 et notées sur 20 points dont les questions sont choisies par le jury parmi les propositions de sujets formulées par les écoles :
  - a) Une épreuve comportant quarante questions à choix multiples et dix questions à réponses ouvertes et courtes permettant de vérifier les connaissances des candidats.

- b) Une épreuve de tests psychotechniques permettant d'évaluer les capacités d'analyse et de synthèse des candidats.
  - Sont déclarés admissibles les candidats ayant obtenu une note égale ou supérieure à 20 points sur 40.
  - Une note inférieure à 7 sur 20 à l'une des deux épreuves est éliminatoire.
  - La liste alphabétique des candidats déclarés admissibles est affichée à l'école ou dans chacune des écoles regroupées. Chaque candidat reçoit notification de ses résultats.

- 2. Une épreuve orale d'admission portant sur l'étude d'une situation en rapport avec l'exercice professionnel infirmier, dont le sujet est tiré au sort par le candidat parmi les questions préparées par le jury.
  - Celle-ci, notée sur 20 points, consiste en un exposé de dix minutes maximum suivi d'une discussion avec le jury de dix minutes maximum. Chaque candidat dispose de vingt minutes de préparation.
  - Une note inférieure à 7 sur 20 est éliminatoire.
  - Sont déclarés admis les candidats les mieux classés dans la limite des places figurant dans l'agrément de l'école sous réserve que le total des notes obtenues pour l'ensemble des épreuves du concours d'admission soit égal ou supérieur à 30 points sur 60, sans note éliminatoire.
  - En cas d'égalité de points, le classement est établi en fonction des notes obtenues aux épreuves d'admissibilité. En cas de nouvelle égalité, le candidat le plus âgé est classé en premier.
  - Une liste complémentaire peut être établie. Les candidats inscrits sur cette liste justifient d'un total de points égal ou supérieur à 30 points, sans note éliminatoire.

Lorsque, dans une école, la liste complémentaire établie à l'issue des épreuves d'admission n'a pas permis de pourvoir l'ensemble des places offertes, le directeur de l'école concernée peut faire appel à des candidats inscrits sur la liste complémentaire d'autres écoles restés sans affectation à l'issue de la procédure d'admission dans celles-ci. Ces candidats sont admis dans les écoles dans l'ordre d'arrivée de leur demande d'inscription et dans la limite des places disponibles. Cette procédure d'affectation des candidats dans les écoles ne peut être utilisée que pour l'année scolaire au titre de laquelle les épreuves d'admission ont été organisées dans celles-ci.
(1) voir fin du texte.

Liens relatifs à cet article

Cite : Arrêté 1990-12-12 annexe I

ARTICLE 8 BIS

- Créé par arrêté du 15 mars 2010 - art. 1

Dans chaque école, les candidats aux épreuves d'admission présentant un handicap peuvent déposer une demande d'aménagement des épreuves. Ils adressent leur demande à l'un des médecins désignés par la commission des droits et de l'autonomie des personnes handicapées et en informent les instituts de formation.

Le directeur de l'institut met en œuvre les mesures d'aménagement préconisées.

Liens relatifs à cet article

Créé par : Arrêté du 15 mars 2010 - art. 1

ARTICLE 9 BIS

- Créé par Arrêté 1993-01-21 art. 4 JORF 4 février 1993

Pour être définitivement admis en scolarité, les élèves doivent apporter la preuve, au plus tard le jour de la première entrée en stage, qu'ils ont subi les vaccinations prévues par les articles L. 10 et L. 215 du code de la santé publique.

Liens relatifs à cet article

Cite:

- Code de la santé publique - art. L. 10 (M)
- Code de la santé publique - art. L. 215 (M)

ANNEXE 2

Programme de révision figurant dans l'Arrêté du 12 Décembre 1990 relatif à la scolarité, au diplôme d'État de puéricultrice et au fonctionnement des écoles

PROGRAMME DE RÉVISION OFFICIEL

Les épreuves du concours d'admission vérifieront les connaissances acquises par les candidats antérieurement à l'admission en école de puéricultrices afin qu'ils soient à même d'appréhender la formation de puéricultrice.

Une épreuve de QCM et de QROC devra permettre, en référence au programme d'études préparatoires au diplôme d'État d'infirmier et d'infirmière (arrêté du 14 avril 1979).

I - Tester les connaissances des candidats en matière de physiologie des grands systèmes nécessaires à la compréhension des besoins physiques de l'enfant et des mécanismes physio-pathologiques des différentes pathologies infantiles

A - L'homme a) Génétique b) Anatomie-physiologie

1 - La cellule

2 - Fonction de commande et de régulation

• Définition de la fonction • Anatomie et physiologie : le système nerveux central et périphérique ; le système neurovégétatif ; les organes des sens : ouïe, vue, odorat, toucher, goût ; les mécanismes de la douleur ; le sommeil ; thermogenèse ; thermolyse ; les glandes endocrines.

3 - Fonction locomotrice

• Définition de la fonction • Anatomie et physiologie de l'appareil locomoteur : le squelette ; la musculature ; les articulations ; le mouvement • Observation des possibilités de mobilisation • Le statique.

4 - Fonction circulatoire

• Définition de la fonction • Anatomie et physiologie de l'appareil cardio-vasculaire : le coeur ; les vaisseaux ; le sang : composition éléments figurés groupes sanguins (détermination, contrôle) ; le système réticulo-endothélial ; le système lymphatique • Observation de la circulation normale : pouls, tension artérielle, coloration des téguments et des muqueuses.

5 - Fonction respiratoire

• Définition de la fonction • Anatomie et physiologie de l'appareil respiratoire : les voies aériennes ; le poumon ; la plèvre ; les mouvements respiratoires ; les échanges gazeux • Observation de la respiration normale : coloration des téguments, rythme et amplitude respiratoires.

6 - Fonction urinaire

• Définition de la fonction • Anatomie et physiologie de l'appareil urinaire : l'arbre urinaire ; le parenchyme rénal ; filtration, excrétion, réabsorption ; composition de l'urine ; la miction • Observation de la diurèse normale.

7 - Fonction de nutrition

• Définition de la fonction • Anatomie et physiologie de l'appareil digestif ; le tube digestif ; les glandes annexes ; les sécrétions digestives ; la digestion ; le métabolisme des glucides, lipides et protides ; notion de ration calorique ; équilibre hydroélectrolytique et homéostatique du milieu intérieur • Observation ; de l'appétit ; du transit intestinal normal • Définition de l'alimentation équilibrée.

8 - Fonction de protection et de défense de l'organisme

• Définition de la fonction • Anatomie et physiologie de la peau • Moyens de défense naturels : processus inflammatoire ; réaction du système nerveux ; réaction humorale non spécifique ; réaction antigène-anticorps • Immunité acquise : active - vaccination ; passive - aérothérapie Notions sur l'infection : • Les différents germes ; les bactéries : vie, croissance, multiplication, classification ; les virus ; les parasites • Mode de transmission : les agents vecteurs: poussière, eau, aliments, animaux ; voies de pénétration • Lutte contre la contamination intra-hospitalière ; propreté des mains ; antisepsie ; désinfection ; asepsie ; stérilisation.

9 - Fonction sexuelle et de reproduction

• Définition • Anatomie et physiologie : l'appareil génital féminin ; l'appareil génital masculin ; les grandes étapes de la vie génitale ; le cycle menstruel ; l'ovogenèse et la spermatogenèse ; l'acte sexuel ; la fécondité.

B - L'ENFANT

1 - Le nouveau- né

• Caractéristiques physiques et physiologiques • alimentation • soins.

2 - L'enfant

• Développement physique, psychomoteur et psychosocial de l'enfant

3 - L'adolescent

• Caractéristiques physiques et physiologiques

4 - Pathologie

• Principaux symptômes: diarrhées, vomissements... • Principaux syndromes: déqhydratation... • Maladies infectueuses : rougeole, rubéole, varicelle, scarlatine, oreillons, • coqueluche, diphtérie, affections méningococciques... • Affections dermatologiques • Affections du tube digestif : muguet, sténose hypertrophique du pylore... • Affections chirurgicales diverses : hernies, phimosis, • Déformations osseuses diverses.

II - Tester les connaissances en matière de pharmacologie, indispensables à l'application des prescriptions médicales, à la surveillance clinique de la personne soignée et à la thérapeutique mise en oeuvre ainsi que les connaissances relatives à la législation pharmaceutique

• Les thérapeutiques médicamenteuses ; origine des médicaments : animale, végétale, minérale, synthétique ; législation pharmaceutique : les produits dangereux, les toxiques, les stupéfiants ; rangement d'une armoire à pharmacie ; organisation d'une distribution de médicaments : risques d'erreurs et de gaspillage, péremption... ; présentation des médicaments ; étude des formes médicamenteuses ; calcul de doses et de pourcentages ; la prescriptions médicale ; voies d'administration des médicaments.

III - Tester les connaissances en matière d'obstétrique et de pathologie obstétricale indispensables pour la compréhension de leur incidence sur le foetus et le nouveau-né

1 - L'évolution normale d'une grossesse

• Changements physiologiques • Effets psychiques. réaction de la future mère, du couple, de la famille • Développement et physiologie de l'embryon et du fœtus • Hygiène de vie de la femme enceinte • Préparation à l'accouchement • Physiologie de l'accouchement • Approche psychologique de l'accouchement et de la naissance • Suites de couches normales.

2 - Pathologies

• Complications de la grossesse • Maladies générales et grossesses • Accouchement et suites de couches pathologiques.

IV - Tester les connaissances relatives au service infirmier et à l'exercice de la profession d'infirmière

• Le service infirmier et son évolution • La compétence de l'infirmière • Loi du 31 mai 1978 ; décret du 12 mai 1989 et décret du 17 juillet 1984 modifié ; décrets des 16 février 1993 et 15 mars 1993 • Directives et recommandations européennes • Dimensions du soin infirmier • Démarche de soin et démarche éducative • Éthique et déontologie • Responsabilité civile, pénale et administrative de l'infirmière.

V - Tester les connaissances relatives à l'état sanitaire de la France et aux structures administratives et médico-sociales, afin de comprendre les orientations et la mise en oeuvre de la politique de santé de l'enfant et de la famille

1 - L'état sanitaire de la France

• Démographie ; épidémiologie ; natalité - fécondité ; morbidité - mortalité.

2 - Législation relative à la mère et à l'enfant

• Le droit du travail • la protection maternelle et infantile • la contraception • l'interruption volontaire de grossesse.

3 - Les structures administratives sanitaires et médico-sociales de la France

• Institutions sanitaires, sociales et médico-sociales publiques et privées • Structures de fonctionnement et modes de financement.

4 - Santé et alimentation

• Besoins alimentaires • Composition des aliments • Équilibre alimentaire • Hygiène de l'eau, du lait, des aliments • Préparation et hygiène des repas • Étude du circuit des aliments dans les collectivités • Achat, contrôle et conservation des aliments.

ANNEXE 3

SUGGESTION DE LECTURE

Réussir son stage infirmier en pédiatrie - pathologies - conduites à tenir - pharmacologie - + fiches techniques de soins collection fiches mémo IFSI Estem-Vuibert 2014.

Pharmacie et surveillance infirmière UE 2.11 Denis Storales fondament aux éditions Lamarre 2015

Calculs de dose et de débit - De l'initiative à la pratique 2e édition - Jérôme Clément - Setes éditions 2014.

Anatomie et physiologie - normales et pathologiques Ross et Wilson 12ème édition 20015.

Certifié PEFC
Ce produit est issu de forêts gérées durablement et de sources contrôlées.
PEFC™
10-31-1470
pefc-france.org

Impression & brochage SEPEC - France
Numéro d'impression : 08595210704 - Dépôt légal : août 2021

IMPRIM'VERT®